JN269760

脳は甦る

音楽運動療法による
甦生リハビリ

野田 燎／後藤幸生＝共著

大修館書店

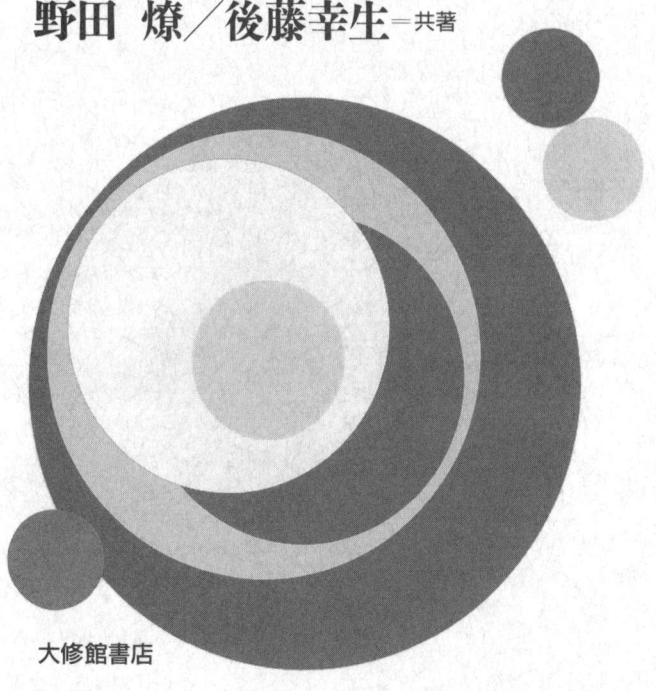

口絵解説

写真❶　昭和24年生まれのこの患者は、39歳の時に一度クモ膜下出血で手術をし、その後、職場復帰したものの、46歳の時の左脳内出血以後、意識障害と四肢麻痺状態の寝たきりとなる。
48歳から音楽運動療法を受けて以来、51歳現在、微妙な表情変化をみせ、流動物の経口摂取が可能となり、排便や排尿のサインを家族に示すようにもなっている（詳細は、口絵２～４頁、および本文11頁、208頁参照）。
写真❷　生後まもなく、髄膜炎による水頭症となったため、19歳まで独歩も意思も示せず、文字も書けなかったが、数年間の音楽運動療法によってこれらが可能となり、「絵と書」の展覧会を開くまでになっている。また、買物や小遣いの計算もできるようになっている（詳細は、本文６頁参照）。
画像❶❷　上段の波型は、心拍リズムの変動を示すもので、これは、心電図のR－R間隔の変動を1/1,000秒単位で縦軸にとっている。そのため、脈拍数が増えると、このグラフの数値は下がる。たとえば、脈拍数が67の場合はR－R間隔値は900ミリ秒、脈拍数86の場合は700ミリ秒となる。
下段は、この波の１分間分の周波数解析から得られる「心地よさ指数」（べきスペクトルの傾き）を表示したもので、『夢路より』の演奏中（坐位）は、X＝−0.56で、まだはっきり「1/f ゆらぎ」とはいえないものの、テンポの速い『On the sunny side of the street』の演奏に入ると、X＝−1.07と「1/f ゆらぎ」となり、はっきりと心地よい気分になっていることを証明している。
画像❸❹　それぞれ、左の波は、左右脳半球各５カ所の脳波２秒間の実測波型。右の円形の図は、脳を上から見た脳電図（トポグラフィー）。赤色に近い色になるほど、その部位の脳の活動電位が高いことを示し、青色は最も低いことを示す。画像❶に対する画像❸の『夢路より』の演奏時に、障害側の左脳半球に反応が見られ、テンポの速い曲にすると、画像❹（その時の心拍変動は画像❷）のように、さらに左脳半球の活動電位が高まっていくことがわかる。
画像❺❻　この患者に、臥位でゆっくりしたテンポの演奏から速いテンポにした時、さらにトランポリン上下運動に移行した時の、脳全体の活動電位がその箇所ごとに時々刻々、変わることを10秒間隔の画像で示したもの。
画像❼　演奏曲のテンポを速めたり、引き続きアルコールの匂いをかがせたりした時の脳電図を60コマで示したもの。左脳半球の活動性が微妙に変動していること、さらにトランポリン運動と音楽演奏とを同時に行った時には、脳のほぼ全体が活性化されていることもわかる。
図❶　音楽演奏中は、交感神経が鎮まり、心地よい気分になっていることを示す。また、トランポリンの上下運動時は、活動時に働く交感神経の機能が高まっている。そして心拍リズムは、「1/ f ゆらぎ」を呈しており（図中のグリーンのゾーン内にあり）、この意識障害者は心地よい気分でいることが推測できる。

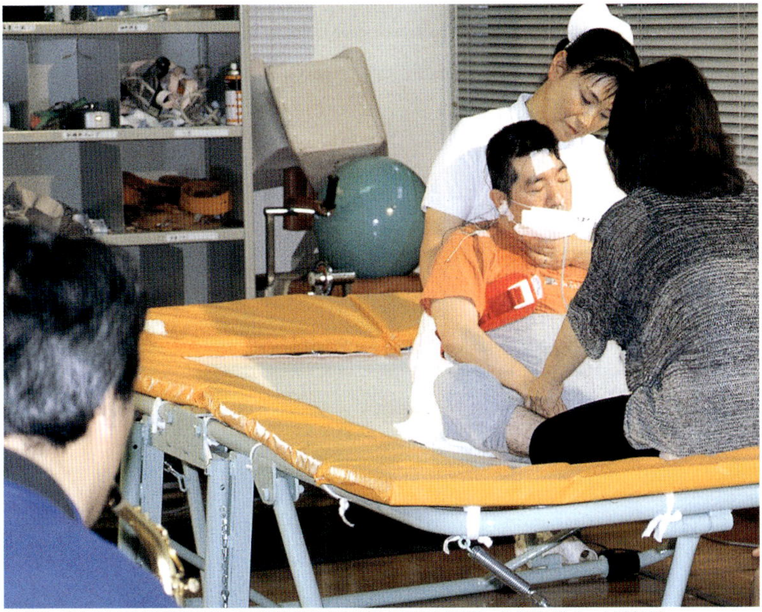

写真❶　脳卒中による意識障害者への音楽運動療法の実際（詳細は本扉裏、および口絵２～４頁参照）

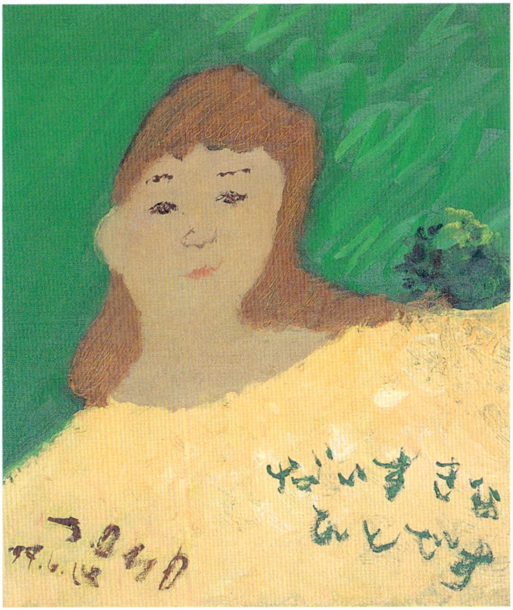

写真❷
生後まもなく水頭症になった子どもが、23歳の時に描いた絵『だいすきなひと』（詳細は、本扉裏および本文６頁参照）

脳卒中後意識障害者における音楽生演奏とトランポリン上下運動による

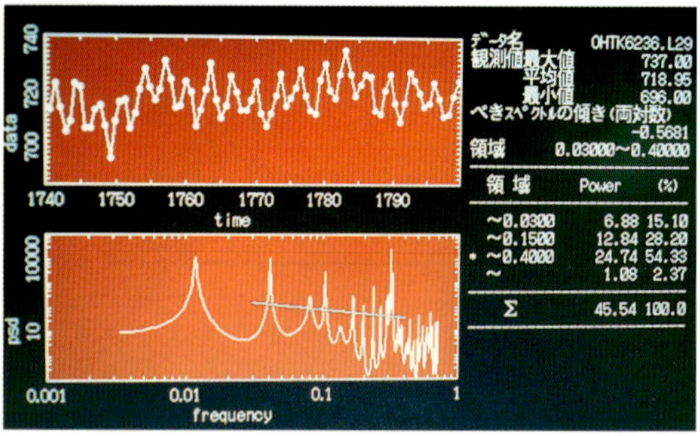

画像❶　ゆっくりとしたテンポの『夢路より』を聞かせた時の心拍リズムを示す波（上の折れ線様の波）と、「心地よさ指数」を算出する解析図（下の波型波形）

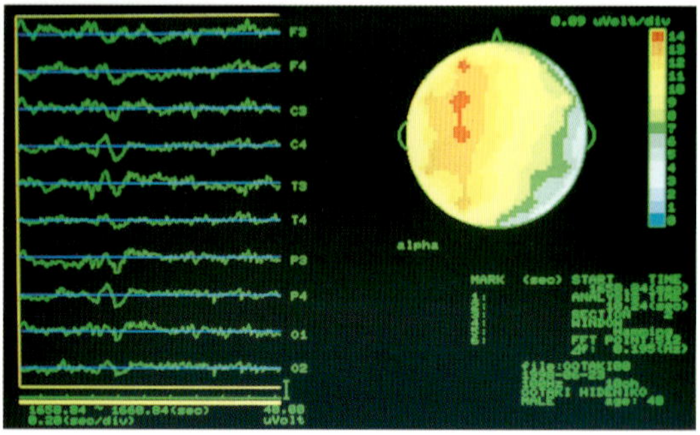

画像❸　画像❶の『夢路より』演奏時の脳波（左）と脳電図（右）

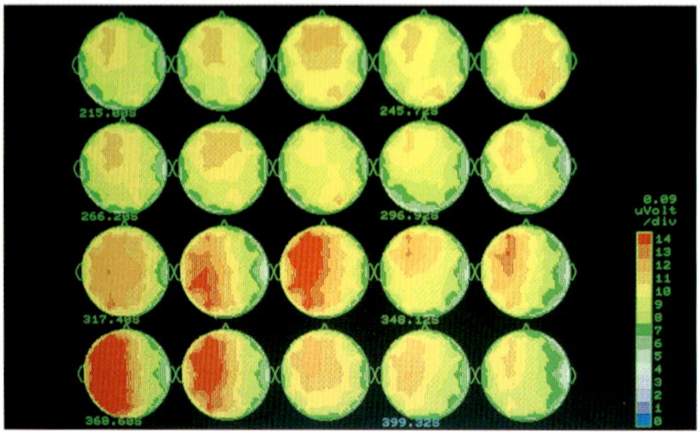

画像❺　ゆっくりしたテンポの『キエンセラ』の演奏中から、327秒経過した時点で速いテンポの演奏に移った際（3段目左から2番目）の、臥位での脳電図

「心拍変動」「心地よさ指数」「脳波」「脳電図」（詳細は、本扉裏および第５章参照）

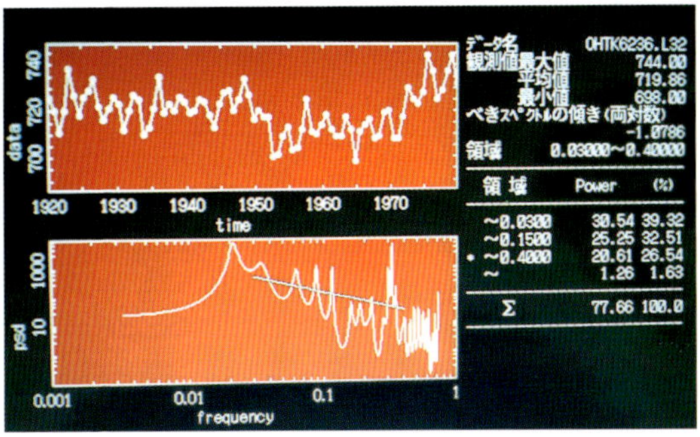

画像❷　次いで、テンポの速い『On the sunny side of the street』に変えた時の「心拍リズム」と「心地よさ指数」

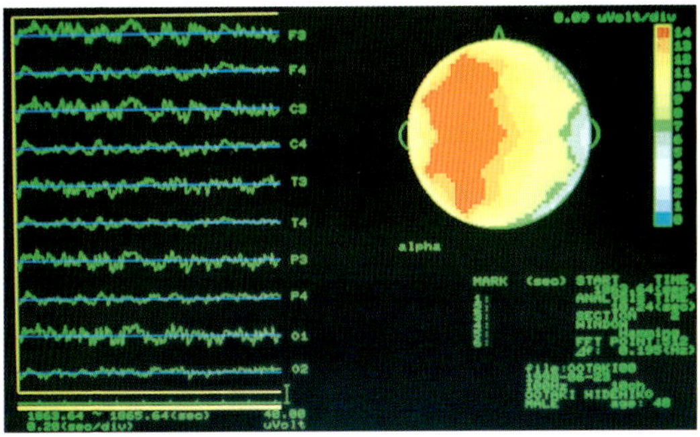

画像❹　『On the sunny side of the street』の演奏時における各脳波と脳電図

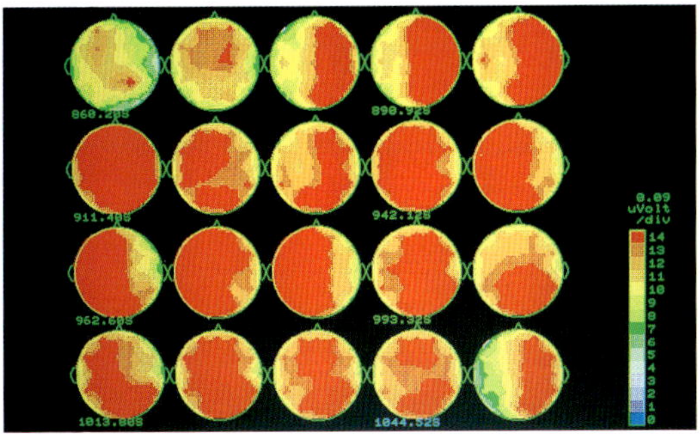

画像❻　坐位でトランポリン上下運動を開始した時（１段目、左から２番目）の脳電図

脳卒中後意識障害者の音楽生演奏、嗅覚刺激、トランポリン上下運動時における脳電図の変動

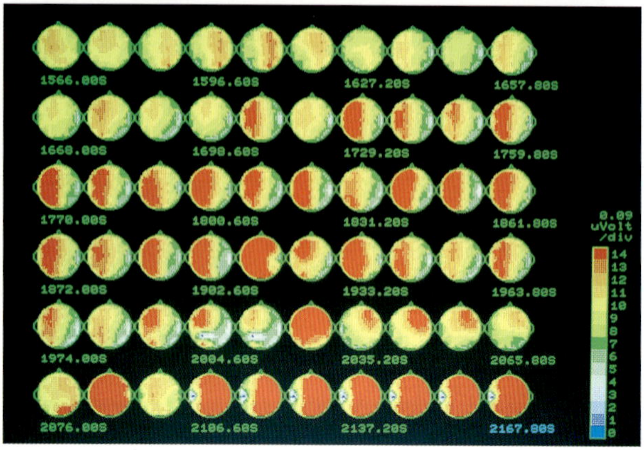

画像❼　1586秒（1段目左から3番目）で『夢路より』を、1759秒（2段目右端）でテンポの速い『On the sunny side of the street』を聞かせ、1994秒（5段目左から3番目）の時点でアルコールによる嗅覚刺激を、2106秒（最下段左から4番目）からトランポリン上下運動と音楽生演奏『二人でお茶を』を同時に行った時のもの（本扉裏、および第5章参照）。

音楽運動療法中における「心地よさ指数」と「交感神経活動度」の変動

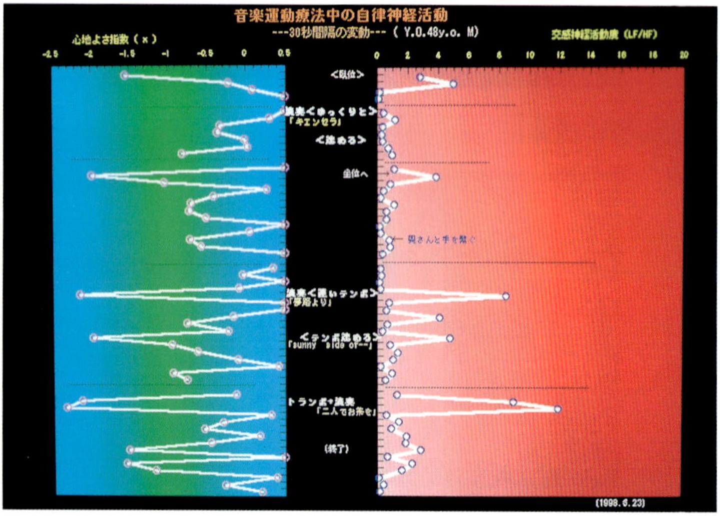

図❶　音楽運動療法中の自律神経活動（本扉裏、および第5章参照）

まえがき

この本は、音楽運動療法をより多くの人々に理解していただき、脳や神経に障害を持つ多くの人々に広く活用していただくために執筆しました。前半を音楽行動学の立場から野田が、後半は甦生リハビリ学を医師の立場から後藤が執筆しました。

脳神経障害とひとくちに言っても様々で、先天性・後天性を含め、事故によるものや原因不明の病気や治療法もわからない疾患も数多くあります。器質的、機能的障害を見つけ診断ができても治すことのできないことが多いのも事実です。

音楽運動療法は、どのような障害を持とうとも人が生きている証として、人と人がコミュニケートすること、すなわち、人との関わりの時間を楽しく持つことを通じて、生きていることの喜びを確認する療法と言えます。

この療法には、脳の構造と機能の解明が重要であることは言うまでもありませんが、科学的には十分に解明されていなくても、臨床的に効果が確認できる療法はできうる限り実践的に発展させ、障害を少しでも取り除く実質的な研究を重ねつつ、同時に、科学的にも証明する方法と手段を開発することが最も大切だと考えます。その意味からも、本書は、芸術と医学、双方の専門家の立場から人間の持つ自然治癒力と生命の維持に働きかける音楽運動療法のメカニズムを解説、解明し、少しでも障害を克服できるように、患者さんや家族の皆さんが治療へ向けた希望の光を見出していただくことを願って著わしました。また日夜このような患者を抱え、治療に奮闘されている医療関係者やパラメディカルの方々、さらには音楽関係者にも、これら障害を少しでもお互い協力して克服していけるように理解していただけることを願っています。

音楽運動療法の実践は、芦屋、西宮、京都、旭川、沖縄の音楽運動療法連絡会の患者さんと家族の皆さんの協力によって実現し、また、理論的な研究の機会をあたえてくださった、大阪芸術大学及び大学院藝術研究所と多くの専門医学の助言者、兵庫医科大学、東京柳原病院、福井医科大学の医療関係者、そして石切生喜病院の理事長はじめ事務長と前田行雄医師を中心とした看護婦、介護士、事務員の方々、最後に最も重要な療法の効果や情報をくださった患者さんと、その家族、友人の多大なる理解と貢献のうえに実現しています。

これらすべての人々の協力がなければ、この本は世に出ることはありませんでした。ここにその方々への感謝の意を表し、この本を必要とするすべての人に本書を捧げます。

2000年2月23日　　野田　燎

もくじ

プロローグ
秘められた可能性

Prologue

◇水頭症の青年との出会い

音楽運動療法を始めた年の1993年秋、水頭症の青年への療法を開始しました。この青年は井上智史、19歳でした。彼は生後１カ月の時、風邪から髄膜炎を患い、注射器による脳髄液吸引と栄養補給が何度も行われました。生後３カ月でシャントを入れたのですが、12カ月でそれが詰まり再手術を受けました。小学校に行くまでに４、５回のシャント調整の手術を受けたものの、３歳半の夏、てんかん発作を起こし、冷房のない救急車で１時間かかって病院に運ばれました。その夜、意識が戻らず、あくる日、目が覚めても首が坐らず、嚥《えん》下《げ》ができるだけで、追視せず、痛みも感じず、泣くことも笑うこともしなくなりました。それまでは二語分が話せ、手をとって歩けたのがもう全くできなくなりました。

５歳の時には、壁を背にして坐らせるのがやっとで、髄膜炎による水頭症発症による体幹機能障害を来たし、右手が麻痺し、両足も弱く身体のバランスも悪く、独りでは立つことも坐ることもできませんでした。６歳の時、幼児の発達過程である腹ばい姿勢による手足の動かし方を再現するパターニングを行うという、ドーマン法を少し試みましたが、効果はみられず、16歳の時、ドーマン法を正式に学んだ人にプログラムを組んでもらい訓練をしました。その成果として、立ち上がりができ、20mから30mの距離が歩けるようになりました。しかし、ドーマン法を行った人の見解では、運動発達面では少しは伸びる可能性はあっても、知的な面でのそれは難しいだろうということでした。

智史君が19歳の時、兵庫医科大学の脳神経外科医師、前田行雄先生に診察していただくため、駅から大学病院まで、彼を真ん中にして、私（野田）は彼のお母さんと３人で手をつないで歩きました。智史君は、自分の全体重を左右の手にかけながら、お母さんと私に身体をあずけ、前のめりに歩いていました。その頃は、話をすることはもちろん、文字を書くことも、ボール投げやサッカーボールのキックなど、習熟した運動をすることもできませんでした。右半身の麻痺が強く、右手は拘縮し、左足は尖足（つま先立ち）ぎみだったために、数十ｍも歩けば倒れてしまいました。

前田先生のMRIとCTによる診断では、脳の前頭葉に大きなダメージがあり、解剖学的には回復や発達は望めないとのことでした。

しかし、音楽運動療法を始めて６カ月後、運動面での発達が予想以上に進み、バランスよくトランポリンが跳べるようになりました。また、床での立位姿勢が長くでき、上手に歩けるようにもなってきました。現在では、何百ｍも独りで歩くことができます。

そのうえ、1997年には、パリに観光旅行へも出かけ、買い物をしたり、お小遣いの計算をしたりもしました。療法を始めた頃は、ピアノの鍵盤を叩くつもりが譜面台に手が当たり痛い思いもしましたが、ボンゴを叩いたりしているうちに、徐々に手の使い方も上手になってきました。ライヤーや木琴、ハンドベル、太鼓などを使って音を出し、みんなと一緒になって合奏をしました。この時、「上手だね」と褒めると、きまって恥ずかしそうに、手で顔を隠す仕草をするのです。この恥じらいの仕草がとれるということは、かなり高度な感情を表現することができ、このことからも智史君は知的理解力があり、また知的好奇心が芽生えているのだと、私は判断しました。

それが私に閃きをあたえました。ひょっとして「文字が書けるのではないか」と。そこで、いかにして文字を書かせるか、そのための方法を模索しました。彼の脳の健全な部分は小脳と後頭葉ですから、運動制御と視覚領域を上手に使えば、文字を認識し、書くこともできるのではないか、触覚による文字認識によって文字を運動として覚え書かせるという「手続き記憶」を中心に行えば、可能性があるのではないかと思いました。そのため、両親にお願いして20㎝正方形の発泡スチロール製の板にひらがなの文字を彫って、裏に黒いボードを貼った穴空き文字盤をつくってもらいました。

トランポリンを跳んだ後、気分のいい状態の時に、まず、井上の「い」「の」の文字盤を使って、文字書き練習を始めました。最初の10数分間は、ただ、なぞっていただけではっきりと何をしているのかその意味がわかっていないようでしたが、そのうち、私の発音する「い」「の」の音を聴くようになり、私の口元を、首をかしげて見上げ、注視するようになりました。初めは、まぐれで、たまたま書けたような文字だったのですが、20分後には、はっきりとした意思のもとに、文字が書けるようになりました。それまで学校では、「物の形も認識できない子供」、「知的発達は望めず、無気力で自発性のない子供」として扱われていたのです。私は、智史君がかなりの理解力があるにもかかわらず、それを認めようとしない先生やまわりの人々に少々腹が立っていました。それがこの文字書きで智史君の理解力が証明できたのです。

私は、それまでの怒りが吹っ飛びました。「ヤッター！」と、療法に参加しているみんなが声を上げました。この時のビデオをよくみると、動きは小さいながらも唇を動かして、「い」と「の」の発声をしているのがわかります。

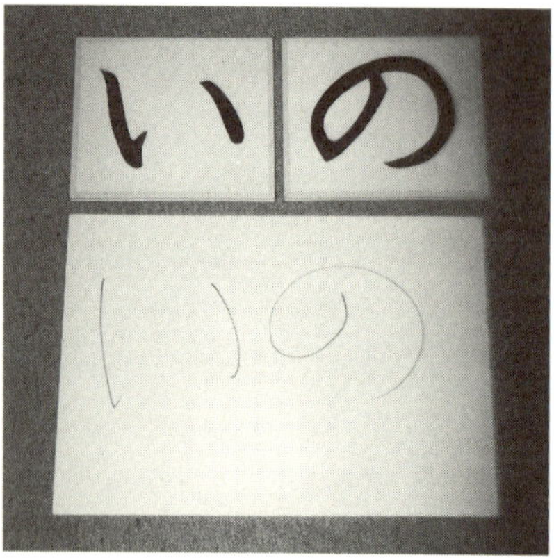

穴空き文字盤

智史君の御両親は、当初「ひらがな全部の文字盤をつくらなければならない」と思っていたそうですが、

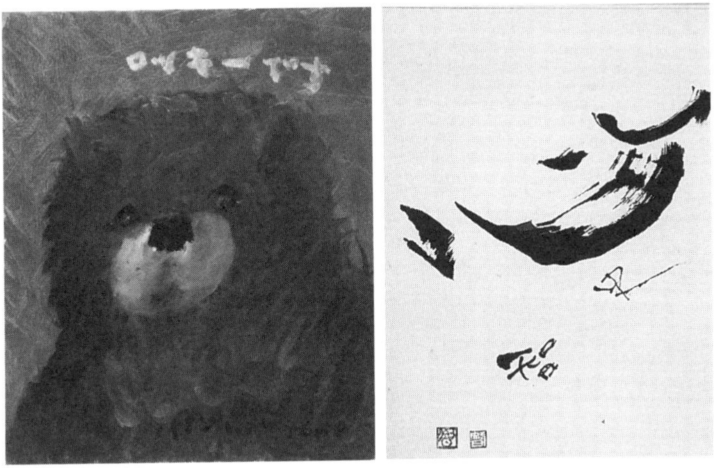

22歳の時に智史君が描いた犬の絵「ロッキー」と、書「心」

それができ上がるよりも早く彼は文字が書けるようになっていました。

音楽にあわせて左手を空に回して指揮をするのが得意な智史君は、今では右手を使って字を書き、絵を描けるまでになっています。このようなことが可能になったのは、音楽運動療法によるものが最も大きかったと思いますが、今から考えると、19歳までのドーマン法による療法で、絵や文字の視覚訓練での絵と文字をなんとなく覚えていたのではないかと思われます。智史君は、実は、絵と文字を少しは覚えていたのに、それを表現する手段を持たなかった、いや、持たされる機会がなかったために、彼が理解したことや自分の考えを相手に伝えることができなかったのだと思われます。

しかし、智史君の秘められた能力が発見されて以来、彼から、かつての思いなどを聞いてみると、人間は何と身勝手な言動をしているのかを思い知らされます。たとえば、身体の不自由な人は、「障害者」といわれていますが、智史君に「障害のことをどう思いますか」と聞くと、「なんともおもっていません」と答え、「智君は偉いね」というと、「えらいねといわないでください」、「では何といえばいいの」と彼のお母さんが聞くと、「がんばってるね、といってください」と答えました。

今は、相手の手のひらに文字を書いて意思を伝えていますが、言葉も少しずつ出てきています。言葉が話せるように育てるには、大変な労力と時間がかかります。しかし、人の話が理解できる智史君にとって、20年も話さず生きてきたわけですから、自分の話す言葉が人と比べて上手かどうかも理解できるほどです。それを知っているから人前で話すことが恥ずかしいのでしょう。私の同僚の、大阪芸術大学教授で現代絵画作家でもある吉仲正直先生からいろいろな絵筆をもらってからというもの、智史君は、素晴らしい字や絵を書き出しました。その一つが、口絵（1頁）と、9頁にあるものです。

時に、智史君は言葉の認識の仕方について驚くべきことを教えてくれることがあります。たとえば、彼は、カタカナでも、ひらがなでも、アルファベットでも「ミスタードーナツ」と書けるようになりました。そして、彼は私たちに、「漢字ではどう書くの？」と聞くのです。彼は当たり前のこととして「ミスタードーナツ」という漢字があるものだと推測していたのです。これには驚きました。なぜならば、このような思考ができるのは、器質的にも機能しないと思われていた前頭葉が働いている証拠といえるからです。

このように、音楽運動療法には、運動機能だけでなく、知的機能も高めることがはっきりしました。

❖パーキンソン病患者と意識障害者へのアプローチ

私は、その後、運動と知的活動を行わせる神経系が脳幹部（72頁、図3-1）にあり、そこを起点として大脳皮質に投射していることや、そこで働く神経伝達物質がドーパミンであることを知りました。そして、もしこの音楽運動療法がドーパミンの活性を促進するものだとすると、ドーパミンが枯渇したり、不活性化したりして起こるパーキンソン病にも効果があるのではないかと考えました。これまで、パーキンソン病の患者約25人に、音楽運動療法を実施したところ、思ったとおりの効果をあげています（詳細は第3章）。

この音楽運動療法の理論を実証してくれたのが智史君であり、それを証明してくれたのは多くの協力者で友人でもあるパーキンソン病の患者さんたちです。

この研究の後、私は、脳卒中などの脳血管障害や、交通事故による意識障害のある人にも効果が期待できると考えました。そこで、東京の柳原病院において、川島みどり先生を中心に行っていた音楽運動療法のパーキンソン病患者に混じって療法を受けていた、ヘリコプター墜落事故によって意識障害になった患者にも試してみました。すると、予想以上の変化がみられ、ぜひとも音楽運動療法を実施したいと思うようになりました。

しかし、病院や大学病院で療法を行うには、その効果を示す必要がありました。そこで福井で開かれた第15回「蘇生学会」（1996年）以来、近しくさせていただいている福井医科大学、麻酔・蘇生科教室の後藤幸生教授と名古屋の「集中治療学会」で再会し、これを実施する件の相談をしたところ、1997年8月から、福井医科大学の意識障害の患者に、試験研究を実施させていただけることになりました。

以前からパーキンソン病の音楽運動療法に興味をもっておられた後藤先生は、自律神経系の活動をコンピューター解析によって機能活性および治療機序を計測するノウハウをお持ちでした。脳波による機能活性についても見識をお持ちのため、何度も失敗を重ねたうえ、大変な労力がかかるものの少しずつ音楽運動療法の科学的データがとれました。

口絵でご紹介した大滝さんは、1988年9月、クモ膜下出血で倒れたあと、手術で回復したものの、1995年5月、左前頭葉の血腫増大によって、再度意識障害を発症しました。1997年10月から大学病院で音楽運動療法を実施、その後、在宅での療法を週２回のペースで実施したところ、今では食事ができ、まわりをみる目にも意思が感じとれ、流動物の経口摂取が可能になっているほか、排尿や排便の指示もできるようになっています。発症から４年経過しても、療法を継続することによりわずかとはいえ、回復がみられます。

最近（1999年10月）亡くなられた作家の三浦綾子さんも、亡くなる前の約１年半、旭川音楽運動療法連絡会のスタッフの協力によって、音楽運動療法を受けられました。三浦さんは、パーキンソン病の薬を使わず、ご主人の献身的な介護とともに、在宅での音楽運動療法も実施しました。その療法の期間中、三浦さんは、ユーモアあふれるお話をされ、まわりの人を笑わせたり、歌を歌ったり、元気にダンスも踊られました。私は、三浦さんのその姿をみて、音楽運動療法が人の心と身体に、生きる力と意欲をもたらすものだと思いました。

また、臨床実践の場である石切生《いしきりせい》喜《き》病院（大阪府東大阪市）では、1997年11月から音楽運動療法が開始されました。これは、兵庫医科大学から移られた前田行雄先生が、病院の理事長や事務長を説得し、何度も折衝を重ねた末に実現したもので、先生の熱意と努力によって、日本で初めて意識障害者への音楽運動療法の臨床が行われています。

第1章

音楽運動療法の
基本原理とその方法

Chapter 1

❶ 音楽運動療法とは

(1) 基本的な原理

音楽運動療法の基本的な考え方を説明しますと、以下のようになります。

「トランポリンの上下運動にあわせて、生の音楽演奏を加えることによって、抗重力姿勢を保持した患者の意識を覚醒し、集中力を促進するもので、その結果、障害部位の修復、もしくは残存部位を活性化して新たな神経回路を生み出し、認知と運動を可能にする」というものです（図１-１）。

つまり、「ある事情により使用されなかったために退行した機能を、トランポリンの上下運動と音楽を使うことによって改善する」というものです。言葉を換えれば、「音楽と運動とを組み合わせて、心と身体に働きかける学習実践である」ともいえます。

この療法で、さらに重要なことは、「環境の変化に対応しようと

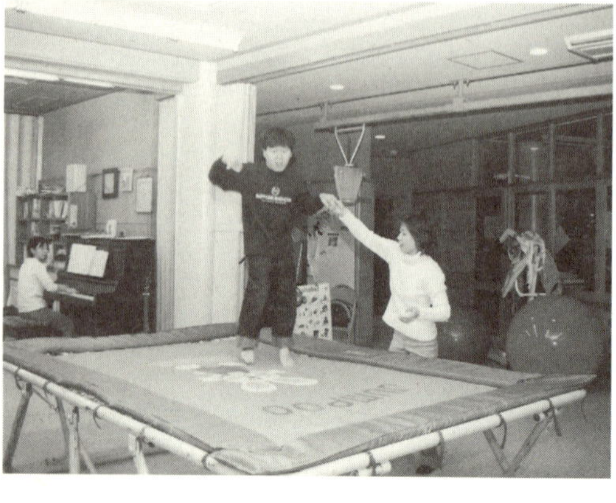

◆図１-１／抗重力姿勢でのトランポリン上下運動

する脳の可塑性や代償性、学習性を活用し、それまで使うことができなかった身体の運動性感覚と認知性感覚を入力する」作業であることです。

特に身体に麻痺や感覚の異常がある患者の場合、外界の状況を触角や視覚、聴覚を統合して学習する機会をあたえられなかったために、外界の状況を認識するのに不備が生じているケースが多々あります。このような患者には、身体内部と外部との連絡がスムーズに行われるような刺激をあたえれば、運動や動作が行えるようになります。特に音楽による快感刺激は情動の変化を促し、その刺激が患者に満足をあたえると、人は本能的に快感情報として、それを記憶しようとします。その快情動は、さらに好奇心を生じさせ、外界に興味と関心を持たせます。そして、人はすべての感覚器から入った情報を統合して事物、事象を記憶しようとします。その記憶をもとに、現在進行している出来事を比較・照合し、その反応として意思や意欲の表出を顔の表情や動作として外界へ表します。この繰り返しが人間の運動機能や精神発達を促し、障害を改善・回復させるのです。

音楽運動療法は、患者の好みに合わせて音楽を選び、共感する時と共有する世界をつくり上げます。そのため、患者に安らぎをあたえ、また癌患者には、自律神経系を介して免疫力を高める効果をあたえることになります。すなわち、音楽を活用し人間の本能的生命力を高めるのが一般的な音楽療法ですが、これをさらに積極的に音楽の持つ機能と、運動の相乗効果による治癒力に着目し、交通事故や脳卒中などの意識障害者や、重度脳障害患者、パーキンソン病患者などのために開発した療法が音楽運動療法なのです。

音楽に運動が加わると、生体への影響がさらに高まります。患者の気持ちや動きにあわせて音楽を演奏すると、患者にはその関わりが意識され、反応がよくなります。音楽が患者のために演奏される時、自分を取り巻く人々が自分を中心に動いている光景は患者にとって意識せずにはいられないからでしょう。特に自分の動きにあわせて音楽が演奏され、人の関わり方が変化すると、患者は特別の意図や意識を感じとります。人が自分のために動きまわり、快適であるように気を遣う、患者中心のセッションとその空間を体験するとうれしく気分のよい状態が持続します。そうなると、人とのコミュニケーションを自然に持とうとするのが人間ですから、病気や障害を持っている人と療法者との共闘意識が高まり、自然治癒力を高める信頼関係が生まれます。

原則として、マンツーマンで実施する音楽運動療法の意味がここにあります。録音した音楽をただ流すだけでは、このような関係は生まれにくいものです。すなわち、聞く人が自主的に聴こうとしない限り、録音物の演奏では、療法的効果は期待できません。これはホスピスにおける個人療法と同じです。集団で行うレクリエーション的音楽療法や、イメージ誘導法であるGIMのような音楽の性格や印象を固定した心理療法的音楽療法とは違う点です。世の中に、これが正しいという音楽イメージは存在せず、人は様々な感じ方をします。こうした個人的で様々な人間の感情や生活観を示す音楽を一つ一つ探り出し、知ることは人間を理解するうえでも役立ちます。

(2) なぜ、トランポリンと音楽なのか

音楽運動療法では、トランポリンの上下運動にあわせて音楽を演奏しますが、なぜ、「トランポリン」と「音楽」なのかについて、少し長くなりますが、これに着目した経緯なども含めてご紹介します。

私（野田）が音楽療法に興味を持ったのは、今から30年前です。大阪音楽大学で、たまたま受けた音楽心理学の授業で、「自閉症児は、コミュニケーションをとるのが難しいが、ただ一つ音楽にだけは反応し、心を開くため、やり方によってはとてもよい状態に導くことができる」ということを教わりました。その講義を担当されていた先生こそ、日本の自閉症児のための音楽療法のパイオニアである山松質文先生です。

1969年、先生はイギリスから来られた、当時、音楽療法の大家であるジュリエット・アルヴァン女史と交流を持たれ、自閉症児の音楽療法を大阪市立大学の学生や研究生をスタッフに加え、実践されていました。ジュリエット・アルヴァン女史は、チェロ演奏者でもあり、実際にチェロを弾き、自閉症児のための音楽療法を実演されました。

その翌年、講義を受けた後、私は山松先生のところに行き、「サクソホーンは音楽の表現力があり、音色は声にもヴァイオリンにも似て、また、トランペットのような金管楽器の音も出せて多様性があるので、一度、音楽療法に参加させてください」と申し出たのです。

そうして、大阪市立大学近くにある保育園で、2回目のセッションを担当したある日、自閉症の男児が、四角の金属パイプに帆布を張った衝立を倒し、その上に乗って跳び跳ねて遊んでいました。それを見ていた山松先生は学生たちに指示し、衝立のパイプを四方から持ち上げ、男児を乗せたまま横からスウェイさせたり、上に持ち上げたりしました。その時、私は、子供のスウェイする動きを見ていると、自然に三拍子の「川は呼んでいる」という曲が私の頭にふと浮かび、ピアノを弾こうと思うことなく知らず知らずのうちに指が動いたのです。

「川は呼んでいる」というフランスの名曲は、単純なメロディーのワルツで、とても優しく明るい曲です。それをきっかけにして、山松先生は衝立に似た遊具のトランポリンを自閉症児の音楽療法に導入されました。

トランポリンを療法に使うメリットは、跳ぶことで子供が喜ぶこと、音楽を演奏する側も上下する動きに合わせて演奏できるため、一体感あるセッションが展開できることです。もちろん、これを可能にする理由は自閉症児の固執癖と常同行動によるものです。トランポリンを跳び始めたら、延々と30分間も跳びつづけるといった場面もありましたが、満足に跳べた後、子供は無関心を装いながらもピアニストのところに寄ってきて、鍵盤に触れ、左右に指を移動させながら、あたかも偶然に演奏者の手に指が触れたかのように振る舞うことがありました。そのコンタクトの仕方について、私は、子供をそのような行動に向かわせた意思や意欲の芽生えや、そうさせた原因が何であるかがわかりませんでした。

山松先生の音楽療法は「同質の原理」をモットーに、子供の状態にあわせて、悲しい時には悲しい曲を、楽しい時には楽しい曲を演奏するという、即興的演奏を行っていました。先生は心理学的アプローチを音楽を利用しつつ行う方式をとられており、決して子供に強制して何かをさせるようなセッションは望んでいませんでした。つまり、「教育する」とか「治す」とかという考えをせず、「自然に遊び、振る舞うなかから健康な面を引き出す」という考えが療法展開の基礎になっていました。

これは、1952年、精神科医のアルトシューラーによって発表された「同質の原理」の考えを基盤にした、ジュリエット・アルヴァンの即興音楽による音楽療法を、トランポリンを使いながら、心理学的立場からすすめる療育的音楽療法でした。これを音楽家と心理療法士の共同作業による「二人三脚方式」と呼び、療法実践が行われました。この時期、教育現場では運動用具としてトランポリンが活用され、普及しはじめていたので、この方式は広く関心を呼び、山松方式は日本でも有名になり、講習会も全国規模で広がりました。

私は1972年まで療法に参加していましたが、音楽活動のため、アメリカ、フランスへ留学。13年間、日本を離れていましたが、その間も山松先生とは常にコンタクトをとり、日本に一時帰国するたびにセラピーに参加し、研究会や講習会で発表する機会をいただきました。そして、それらの講習会には音楽療法に関心を持つ友人や親交のある芸術家にも多数参加していただきました。

そのなかで最も的確なコメントを述べられたのが、作曲家の武満徹さん（1996年２月、65歳で逝去）でした。彼は本当に素晴らしい感受性を持ち、人間を観る洞察力にも優れていました。

特に、音楽療法に対する意見は忘れることができません。それは「子供にとって音楽療法の経験は、抒情性を叙事性に変換させているのではないか」という発言でした。武満徹さんは、脳の研究をしている人ではありませんでしたが、音楽家の立場から、人間の記憶や感情の表出に、秘められた脳の機能を直観的に理解しておられたと思われます。また、障害児の音楽療法にも興味を持たれ、何度も音楽療法の研究会で話し合いをすることができたのですが、それは、彼の友人の作家、大江健三郎さんのご子息、光さんのこともあったからだと思われます。読者のみなさんもご存じのとおり、光さんは音楽を作曲することで自己表現が可能になり、創造的な生活を過ごせる芸術家に成長されています。音楽の持つ力がここにも現れている思いがします。

さて、音楽運動療法で重要なのは、本人の意思に関係なく、身体（肉体と精神の両方）を動かし、機能を働かさなければならない状態にさせてしまう場を設定することです。ここで注意して欲しいのは、強制したり、訓練するといったことではなく、自然にそうなってしまう状態をつくり出すことを意味します。その一番大きな武器となるのがトランポリンです。

それは、トランポリン上に立つには、不安定な足場の上で、バランスをとりながら重力に対抗する姿勢を保たなければならないからです。ですから、トランポリンの上に立てば、脳幹（143頁、図４－４）を刺激し姿勢を制御するために必要な平衡覚や前庭覚を活性化することが自然に行われます。

はじめは立つだけでも難しかったトランポリンも、しばらくするとトランポリンに乗って上手にボール投げやリボン回しができるようになります。これはトランポリン上でのボールの受け渡しやリボン回しに合わせて、快適な音楽が演奏されると気持ちよくスムーズに運動が行え、長い時間、運動していても気がつかず、むしろ、快感を感じながら、だんだん上手になっていきます。この繰り返しが人の行動に必要な神経網の修復を図り、新たな回路の接続や残存機能の神経網を拡大します。すなわち、快感をともなった経験の回数と完成の喜びを積み重ねることが人の運動速度、認知速度を速め、習熟度を増し、実質的な脳の成長を促します。

これは自然の摂理ともいえる、人間の環境に順応しようとする生体システムを利用して療法が展開されているからです。

(3) 紙屋克子氏の介護プログラムに学ぶ

話は戻りますが、山松方式の音楽療法は福祉国家でもあるノルウェーでも紹介されました。その機会をあたえてくれたのは、オスロー音楽院の院長、K.レビン氏でした。私はノルウェー放送局の招きで何度もリサイタルを行っているうち、友人の紹介で彼に会うことになりました。彼は日本の音楽療法について関心を示し、教育者として、特に自閉症児の音楽療法に興味を持たれました。そこで翌年の1976年夏、レビン氏の計らいで、障害児教育の関係者を対象にしたセミナーを開催することになりました。山松ミュージックセラピーのデモンストレーションのために日本から山松先生をお招きし、私はパリから駆けつけました。

しかし、日本での研究会でもそうでしたが、「なぜ、トランポリンを使うのか」、「なぜ、トランポリンが自閉症児に適しているのか」などについての質問があっても、当時の私は、それに答えられませんでした。トランポリンのあたえる上下動が人間の脳や心臓、呼吸器系、自律神経系にいかに作用しているのかについて、運動生理学や音楽生理学、神経生理学的な知見や考察がなされていなかったため、先生はもちろん私には答えられなかったのです。

それは、音楽の持つ心理的作用だけでなく、「音と音楽の生理的影響力の考察」と「上下運動や身体運動と音楽の結びつき」や、

「その二つが同時に感覚刺激として入力された時の人間の認知や記憶に関わること」についての研究にまで発展させていなかったからです。もちろん、音楽を専門としながら哲学を学び、心理学を学んだうえに、それを要求するのは無理なのかもしれません。しかし、今、私の言えることは必要な知識はできるだけ学び、教えを受けるべくその適任者を求め、医学であろうと音楽であろうと、療法の治療効果を上げ、その可能性を導き出すためには、あらゆる分野の知見を参考にして、研究する時代にあるということです。

「音楽家が医学知識を振り回してどうするのだ」と山松先生に言われ、行き違いにもなりましたが、トランポリンが人体にどのような生理的反応をあたえているのかを説明できずに、トランポリンを跳ばせることはできません。ただ、「よいこと」だけの説明ではすまされません。何がよくて何が悪いのかを、知ることができる範囲でよいから科学的に証明する方法を模索しなければ発展はないのです。実践はその裏づけをとる作業でもありました。

私が30年経った今でも音楽療法を続けてこられたのは、この療法が人を勇気づけ、生きる喜びを実感させるからであり、また、トランポリンの上下運動のもたらす効果の意味や理由が解明できずにいた口惜しさを体験したからでもあります。心理学的側面ではなく、医学的、生理学的説明ができるまでに時間がかかったのですが、それが6年ほど前、テレビを見ていて、偶然、トランポリンの持つ効果と作用が理解できたのです。

それは、NHKのテレビ、看護実践ドキュメンタリー『あなたの声が聞きたい』という意識障害者の意識覚醒に向けた取り組みを紹介する番組でした。

医師による意識障害者の治療が難しいなか、それを抗重力姿勢によって、日常の生活行動から意識を取り戻させるという看護実践です。その番組の中で、小さなトランポリンに患者を乗せ、その後ろに看護婦が立ってトントンと跳び上下に揺らしている場面がありました。

それを見ていた私は、20年あまりの疑問が解ける思いがしました。人の意識を呼び覚ますのに上下動が役立ち、記憶を引き出すことができるのだと。

その看護プログラムを開発した札幌麻生脳神経外科病院の看護部長・紙屋克子氏（現在、筑波大学大学院教授）に、私はさっそく電話をかけ、アポイントを取って札幌へ会いに行きました。

紙屋氏は、以前、社会福祉学を専攻された時、運動心理学の授業で「上下動は人間の精神を高揚させ、逆に水平運動は人間の心を平穏にさせる」ということを学び、これを意識障害者に試そうと思ったそうで、トランポリンを導入するのに5年ほどかかったそうです。私がトランポリンを使い始めたのは1970年ですから、23年間近くの違いがあります。

幼児の運動発達における心拍数や酸素摂取量の計測では、トランポリン運動は心拍数の水準に対して酸素摂取量が相対的に多くなる傾向がみられるほか、走る時と同じ心拍数であっても運動量は少なく、反対に酸素消費量が多くなることがわかっています。しかし、私は自閉症児の状態を変化させる現象面から、紙屋氏は運動心理学から、トランポリンを導入したわけですが、トランポリンそのものに秘められた人間にあたえる神経生理作用に関しては、まだわからなかったのです。トランポリンはすでに30年前から使われているものの、決してその深い意味が研究されなかったわけです。

というのも、私は演奏家、作曲家としてパリを拠点として14年近くフランスやアメリカに住み、その間、子供病院や精神病院、老人ホームなどを訪問し演奏を行いましたが、トランポリンを使った音楽療法はどこにもなかったせいもあります。

しかし、障害児教育や、発達障害の訓練などを研究すると、子供の発達段階における抗重力姿勢の意味や、歩行と上下運動の生理的、心理的作用が人の成長に大きく関与していること、動眼反射（自分が動いている時は、目を一点に集中させてみようとすること）や前庭覚、平衡覚の調整にトランポリンが非常に有効であることなどがわかってきました。

それだけでなく、トランポリンを使うことは、知的レベルを含めた機能の獲得や改善、回復に期待がもてることもわかりました。その事実は、プロローグで紹介した水頭症の井上智史君の療法実践でわかりました。

トランポリンの上下運動と、それにあわせた音楽は人の意欲を育て、楽しい気分にさせ、好奇心とともに何か新しいことにチャレンジする意欲や忍耐力を養わせることができます。

運動と同時に音楽が感覚入力されると、通常の反応以上に覚醒と記憶が強化される事実も見出しました（このことのデータは、口絵の図❶と、第5章218頁参照)。

私の音楽運動療法は、快感を伴って、運動と認知、両方の記憶系の発達を促進するため、ドーパミンなどの神経伝達物質を活性化したり、それを受け取る受容体を活性化させたりすることが考えられます。すなわち、音楽と運動が相互に連動する時、作用は脳の神経系の賦活と再生に大きく影響をあたえ、常識では考えられないパワーと治癒力が働くようです。それだけでなく、大脳辺縁系の扁桃体(149頁、図4－9）を中心に好き嫌いを判断するところを核にして、人、音楽、運動、環境、物や内と外の変化が心地よいものの場合、よい記憶として残そうとする心への働きかけが、身体全体に影響をあたえるため、この療法を成功させていると考えます。

音楽運動療法は、人間の生理作用を上手に活用して患者の自然治癒力を高めていくものですが、決して忘れてはならないことは、人と人とが関わり合って、心と心、心と身体の交流を通して、治療が可能になるということです。決して物理的刺激だけではなく、脳が心を生み出し、脳の働きを心が整え、人が人を創るということを忘れてはなりません。

２ 抗重力姿勢と上下運動は、なぜよいのか

(1) 抗重力姿勢の重要性──「寝たきり」がよくない理由

音楽運動療法は、「抗重力姿勢の保持による運動」と、「音楽による刺激」を重要なポイントと考えます。

ところでなぜ、重力に逆らった姿勢を保持することが重要なのでしょうか。それは、人間の生命維持の中枢が脳幹部（143頁）にあり、環境に適応するために必要な情動に関わる神経系も同じ脳幹部にあるため、抗重力姿勢を保持し、トランポリンと音楽とが連動されると、これらが刺激され、その結果、脳幹部の覚醒を促進する神経伝達物質であるカテコールアミン系やノルアドレナリン、ドーパミンなどの活性を促すからです。この刺激は当然、人の意識覚醒、意識集中による認知性神経回路（Ａ10系）や運動性神経回路（Ａ９系）への働きかけになり、認知能力および運動能力を向上させます。それに加えて、免疫系も活性化させます（図１-２）。

その反対に、ベッドに寝たきりにした場合、病人でなくとも手足が拘縮し筋力も衰え、立つことも歩くこともできなくなる可能性が高まります。寝たきり高齢者の例からもわかるように、刺激があたえられず、外界との接触が絶たれれば身体機能は低下し、無気力になり痴呆が亢進《こうしん》したりもします。寝たきり高齢者は、寝かされつづけることによってつくられるわけですが、運動を制限された環境におかれると、誰もが身体の機能は低下し、日常生活に不自由を来たし、時には感染症にかかり病気になったりもします。

一方、脳卒中や事故など、脳の損傷で手足の動かなくなった人が、

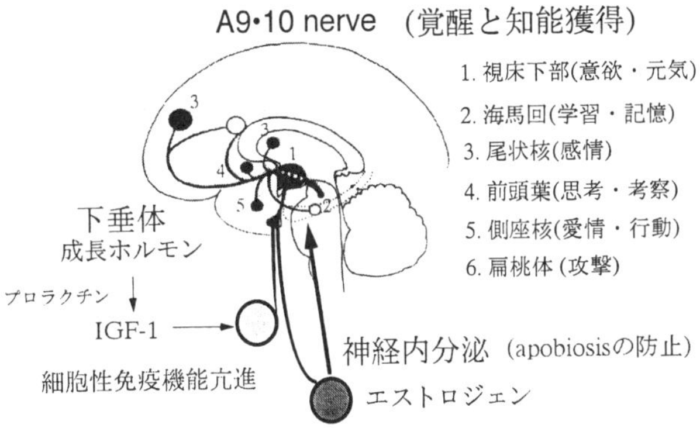

◈図１-２／ドーパミン；Ａ９・10神経系の機能と下垂体―免疫機能の相関性
[『脳21』、林成之「脳低温管理と補充療法を駆使した脳治療法の新しい展開」より、金芳堂、1998、Vol.1]

数週間後、奇蹟的に動かせるようになったという例もあります。これは残った脳の神経細胞が、なくなった細胞を肩代わりしただけではなく、もとからあった神経細胞の記憶を残存する神経細胞へ移し変えたからだと考えられています。つまり、最近の研究からも、脳の神経細胞には、代償性や可塑性があることがわかっており、これを証明するものといえます。

しかし、脳の神経細胞に代償性や可塑性があるとはいっても、様々な刺激が必要であり、これには人間の情感を左右する音楽の力が大きな役割を果たします。音楽運動療法では、そこに着目しているわけですが、音楽がなければただの刺激で終わってしまい、治療効果は期待できません。

(2) 上下運動の重要性――なぜ、トランポリンか

この音楽に、トランポリンによる運動刺激をあたえると、さらに、脳の神経細胞の代償性や可塑性を高めることができます（これについての医学的データは、口絵と、第５章218頁を参照）。

立って眠る人がいないのは、立つと人は覚醒するからですが、立

った人をさらに上下に動かしつづけると、当人は楽しくなってきます。われわれは、日常生活で当たり前のこととして経験していますが、泣いている赤ん坊をあやす時、「高い、高い」（図1－3）と言って、何度も持ち上げ、最後には笑わせます。「泣いた烏がもう笑う」と言って、また一緒に笑います。これはなぜでしょうか。人は上下に身体が揺れると生理的に楽しくなります。

「笑うことは決してないだろう」と医師に告げられた重度の脳障害を持つ子供でも、音楽にあわせて上下動をすると、ほとんどの子供は笑います。この上下動と音楽の同時刺激は生理的変化を増幅し、それを快感として感じるシステムが人間にあります。普段、私たち大人はブランコやシーソーなどの遊具に乗ることは滅多にありませんが、子供の頃、これらに乗るのが楽しくてたまらなかったという思い出をもつ人も多いのではないでしょうか。

前後に大きくスウェイして上に下に揺れる、急に身体が上に持ち上げられたり下げられたりすると、気分を高揚させ精神状態を明るく陽気にさせます。重力を感じながら風を切って揺れる感覚や上下する感覚が快感となって止められなくなります。スキップや縄跳びをすることもこれに似て、同様の感覚をあたえるため、子供は大好

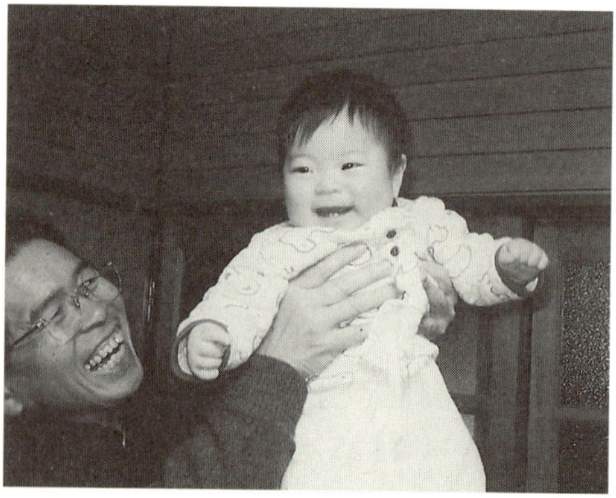

◆図1－3／あやされて笑う赤ちゃん

きなのです。こうして遊んでいる子供に、泣いている子はいません。長時間、この上下動を繰り返すと覚醒し、人は興奮してきます。

読者もご存知と思いますが、アフリカ・ケニアのマサイ族は地面から１ｍ以上も跳び上がって踊ります。この目的は、遠くの獲物を偵察するためだといわれていますが、それだけでなく、戦いの儀式や成人式などの時にも行います。この踊りともいえない上下運動は、身体の活性と興奮を高め、快感をあたえます。この上下運動が、音楽運動療法の快感と意識覚醒に伴う運動性神経回路と認知性神経回路の発達を働きかけるものです。

この刺激は、様々な民族の儀式や遊びにも利用されています。巨大なブランコをつくり空中を飛ぶことが神様に出会うことと考える民族もいれば、バンジージャンプのように盗みを働いた者に罪を償わせるため足につるを巻き、地面すれすれまで落下させ恐怖心をあたえ反省を促したり、一人前の男と認められるため、恐怖に打ち勝つ通過儀礼として行ったりします。これは障害を乗り越える訓練でもあり、生き残りを教育する方法ともいえます。しかし、この恐怖や興奮の体験は人間にとって快感として感じる生理作用があるため、危険をくぐり抜ければ抜けるほど充実感が増し、より難しく危険な挑戦を試みようとさせます。天に向かって跳び、落下する時の快感は死の恐怖との戦いでもあり、生理的には危急反応を起こさせています。わざわざ危険を感じさせる遊びは人を興奮させ、ノルアドレナリンなどを産生させます。そして、その後に安らぎと恍惚感を求めるのは、人間の秘められた闘争本能を現したものといえるでしょう。この遊びは、身体を鍛えたり、生命力を高めたりするのに有効であったことを多くの人は知っていたといえます。

たとえば、カナダエスキモーの遊びには、大きな皮を広げ、その皮の端を多くの人々が摑み、真ん中に乗る人を一斉に上にほおり投げるものがあります。上に跳ばされるだけでも楽しいのですが、落ちる時の快感もあります。私たちの身体はマサイ族のように鍛練されていませんから、現代人は、自ら跳ばずに器械を利用して跳んでいます。トランポリンやホッピング、さらに急上昇や急降下をする大がかりな遊具、ジェットコースター、スカイダイビングなどがそうです。

上下動する時、人間の脳は恐怖と興奮そして快感を呼び、快感が記憶として残ります。この生理的反応の連鎖が人間の脳の発達を促進させたともいえます。このことからも、音楽運動療法はトランポリンを使って脳の発達を促しているといえます。

(3) 音楽運動療法の生体にあたえる影響

音楽運動療法が生体にどのような影響をあたえるかについては、蘇生学の立場から共著者の後藤が第5章で述べますが、音楽運動療法では、患者の意思に関係なく身体を動かさなければならない状態にして、脳神経系を賦活するように働きかけます。しかし、それは決して強制したり訓練したりといったものではありません。トランポリンは、生体が反応しなければならない状態を無理なくつくり、物理的な上下動や横揺れは患者の内耳にある前庭器官を刺激し、前庭神経から脳幹へ情報を伝えてくれます。この時、トランポリンや、人が身体に触れる感覚刺激も一緒に伝えられます。もちろん患者は視覚領域の刺激も受け、動眼反射を誘発し、まわりの音や声などを聞きながら自分の空間位置や身体状態を把握しようとします。

外界から入るすべての刺激情報を統合し、姿勢を制御する反射は脳幹で調整されます。これらの刺激は、上行性脳幹網様体賦活系を活性化させ、最終的には大脳へも伝えられます。そして、音楽刺激は視床下部から記憶に関係する大脳辺縁系を経由して大脳皮質に投射する視床下部賦活系を同時に活性させます（図1-4）。これら両方の刺激情報が意識覚醒を促し、認知性と運動性の両方の神経回路を構築、再構築、再編成させるのです。これが上下運動と音楽の連鎖が生み出す、驚くべき生理反応であり、人間の自然治癒力を高め

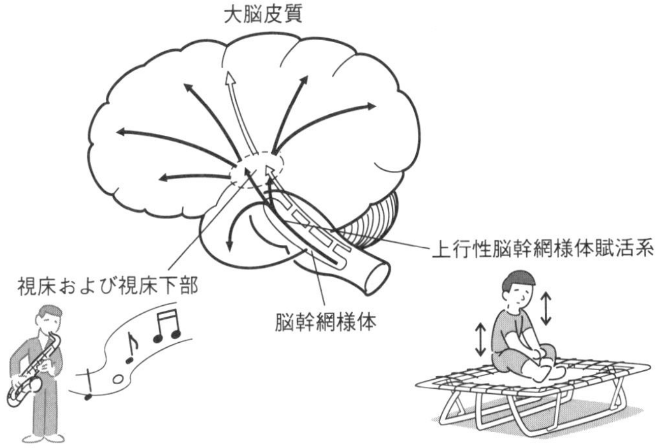

◆図１－４／上行性脳幹網様体賦活系と視床下部賦活系を同時に活性させる音楽運動療法

るメカニズムなのです。

3 音楽にあわせて動くことの意味

(1) 音楽の持っている力

音楽のリズムにあわせて歩いたり、身体を動かしたりすることはきわめて自然なことです。特にジャズなど軽快なテンポの楽しく明るい音楽を聴くと、無意識のうちに身体が動いています。人にあたえる音や音楽の影響はすでに述べましたが、歩く時や体操をする時、あるいは踊ったりする時に音楽を使うと、人を覚醒させ興奮させ、陽気にさせるだけでなく、心を一つにして集団による演技を上手に行わせることができます。

たとえば、シンクロナイズド・スイミングや新体操、フィギュアスケートなどに音楽が加わると、高度な技術や演技はより美しく感じられ、ドラマティックな感動をあたえます。もし、これらのスポーツに、音楽が使われなかったとしたら、さぞや無味乾燥なものになるでしょう。

とはいえ、表現力を豊かにする演出効果を持っていることだけが音楽の力ではなく、精神の統一と感情の高まりを聴衆とともに感応したりする力も持っています（ヒトラーが、ワーグナーの音楽を意図的に使ったことは有名で、これについては63頁を参照)。

また、難しい演技を正確にコントロールする集中力と空間配分などを予測、実行するのにも音楽が機能し、さらに、長時間、運動や演技をしても苦痛を感じなくさせる生理作用もあります。音楽運動療法の場合も、患者がトランポリンに乗って跳躍する時、運動にあわせて音楽を演奏しますから、自然と意識が集中され、身体全体が活性されます。その結果、陽気になり、元気に運動もつづけられます。

⑵ トランポリンの上下運動の医学的意義

トランポリンを跳ぶためには大腿部を使わなければなりませんし、歯もしっかりと嚙み合わせなければなりません。この大腿筋と咬筋の運動は、やる気を起こす側座核（25頁、図1－2）という脳のある箇所を刺激し、TRH と呼ばれる甲状腺刺激ホルモン放出ホルモンを分泌させます。野球選手やサッカー選手がガムを嚙んで試合をするのは、咬筋の刺激によって TRH ホルモンを分泌させ、やる気を起こさせているためとも考えられます。また、ニュージーランドのラグビーチームは、試合の前に中腰になって、大腿筋を緊張させてマオリ族の戦いの踊りを行いますが、TRH ホルモンの分泌を促すうえでも有効だと思われます。この TRH ホルモンは、人を長時間にわたって、覚醒物質であるノルアドレナリンを分泌させます。これが過酷な運動を持続させるエネルギーになっており、アフリカ・

ケニアのマサイ族の垂直跳びダンスを可能にしているのです。この他、TRH ホルモンは、記憶と学習にも関与しており、生命維持の中枢である延髄や、欲求の中枢である視床下部、喜怒哀楽（情動）の中枢といわれる大脳辺縁系、さらに運動系のスムーズな動きの調整に関わる大脳基底核にあります。

すべての脳を刺激する脳幹部の「橋《きょう》」には、A 6 と呼ばれる神経の核があり、ここには覚醒と活動を促すノルアドレナリンの起点があります。そして、先にあげた TRH ホルモンも、ここにはたくさん分布しています。さらに、この TRH ホルモンを受け取る受容体は、行動の制御を行う前頭連合野に多くあり、また記憶や学習を行い、言語を話すための部位である側頭葉にもあります。

このことからも、音楽運動療法の感覚入力は、人の思考や計画、意図、意思の決定と運動、行動に大きく影響をあたえ、この生体の反応と生理的作用を活用して治療を試みるものといえます。

4 音楽運動療法の効果

音楽運動療法の対象となる疾患には、パーキンソン病や鬱病、脳性マヒ、発達遅滞、水頭症、意識障害（脳卒中、落下事故、交通事故）、重度脳障害（髄膜炎、先天性・後天性脳症、低酸素脳症）と自閉症患者などです。そのほか、片麻痺や歩行障害、運動機能障害など、様々な人のリハビリテーションに適しています。また、老人性痴呆症やアルツハイマー、寝たきりによる廃用性疾患などにも有効となります。

なぜ、これらの人に有効なのでしょうか。それは、これらの疾患は、すべて脳全体の機能バランスが悪くなって起こるものだからです。そして、音楽運動療法は、中枢神経を入り口として末梢神経へと働きかけるため、その刺激は、脳の下位（脳幹）から上位（大脳皮質）へと系統発生的に伝達され、障害部位に働きかけます。

つまり、音楽による情動を伴った運動を繰り返し学習することで、機能の回復や改善を図り、喪失されていた運動技能などの獲得を促します。これは脳の可塑性、学習性、代償性に働きかけ、神経伝達物質のカテコールアミン系のアドレナリン、ノルアドレナリンそしてドーパミンの活性および産生を促進させて治療を行っているといえます。そのため、ドーパミンの枯渇による疾患であるパーキンソン病には、効果が早く現れます。

また、音楽運動療法は、生命の中枢である脳幹部を重点的に活性させる療法ですから、脳幹の障害からくる意識障害の患者にも、その生理的反応が顕著に現れます。もちろん、社会復帰までには長期の音楽運動療法が必要です。しかし、プロローグでも紹介したように、乳児の頃に髄膜炎にかかり水頭症になった井上智史君は、19歳から音楽運動療法を始めた結果、それまで一生無理と思われていた歩くことや文字を書くこと、話すことが1年近くで可能になりました。さらに、5年たった今では、口絵（1頁）と9頁にあるように、絵画や書画の個展を開催するまでになりました。彼の脳は、左前頭葉が2/3、右前頭葉は2/5が萎縮しているため、右半身の麻痺と言語障害があります。かつて、持つこともできなかった打楽器のバチや絵筆も、今は右手で操作できますし、ボールを受けたり投げたりすることも徐々にできるようになってきました。それは、先ほど述べた、脳の可塑性や代償性を活用し、楽しく音楽にあわせて運動を行ったからです。ここには強制や訓練といった方法や教育感覚はなく、療法を楽しみながら機能の回復、改善、獲得を果たします。

音楽運動療法を行うことによって、生理学・身体的にどのような変化が現れるかは、表1-1を参照してください。

◆表1－1／音楽運動療法による様々な生理学的変化

❖生理学的変化

ａ．心肺機能を増大させ、最大酸素摂取量を高める。
ｂ．心臓、血管系の働きを高め身体の血行をよくする。
ｃ．循環器系、筋系のほとんど全身に作用する。
ｄ．抗重力姿勢を保持するバランスをとる必要から、平衡覚、前庭覚が活性化される。
ｅ．空間での位置確認のために眼球運動正常化が起こる。
ｆ．脳幹部の刺激によって覚醒と意識の集中が促進される。

❖身体的変化

ａ．うなだれていた首を立てようとする。立ち直り反射を誘発する。脳幹部が活性化する。
ｂ．目を大きく開ける。周囲を見まわすなど、意識的な目の動きがある。脳幹部の視床を活性させる。
ｃ．よだれが出る。それを飲む、痰を出すなど、嚥下を促進させる。
ｄ．泣く、笑うなどの感情表出と変化がみられる。情動系が刺激される。
ｅ．家族の顔や友人の顔を思い出したり、認識しているようにみえる。記憶領域が活性化する。
ｆ．指や手を動かして触ろうとする。運動指令の神経系が活性化される。
ｇ．手足が柔らかくなる。拘縮、および筋肉緊張が緩和し、関節可動域が拡大する。
ｈ．弛緩した手足に力が入るなど、筋肉緊張を誘発する。筋系が再編される。
ｉ．アー、ウーなどの発声がある。自発性のある呼びかけ。意識表示する。
ｊ．食べ物に興味を示し、手にとる、口に入れる動作をする。意欲が発現する。
ｋ．自分の状態を知り、不安の様子をみせる。高次脳が働く。
ｌ．聴く音楽によって表情が変わる。脳全体が活性化される。
ｍ．文字の認識や医師、看護婦の他人の顔を認識する。高次脳による判断力が回復する。

❺ 音楽運動療法の進め方

(1) 音楽運動療法を行うにあたって

音楽運動療法を行うには、①障害に応じたプログラムづくり、②環境設定、③家族・友人も参加した組織づくり、④本人の自由意思の尊重、などの留意点があります。それらについて、順次解説します。

①障害に応じたプログラムづくり

患者は、当然のように、それぞれ個性があり、障害もまちまちです。そのため、個性や障害に応じたプログラムを立てることが必要となります。それには、事前調査が欠かせません。患者に何ができて、何ができないのか。何をすればできるようになるのかなどを検討します。たとえば、トランポリンに立つための筋力があるのか、バランスはとれるか、どんな音楽が好きかなど、家族から情報を集め、無理のないステップを設定します。

これには、計画を立て（Plan)、実行し（Practice)、上達を図る（Progress）の３Ｐシステムの確立こそがよい結果を出すためには不可欠です。そうして、療法では、患者の状態を観察しながら、何が今できるかを見定め、即興的にハンドベルを鳴らすとか、ボンゴを叩くとかスルメをつかむとか、食物を口に運ぶとかを実現させて、その積み重ねによって患者に満足感が得られるようにし、さらなる意欲につなげるようにします。

具体的には、食事動作や手で物を握るなどが日常的活動ですが、リハビリテーションとしては、足でボールを蹴るだけでもよく、大切なことは、どこへ、どのように蹴るか、いかに楽しく遊べるのか、それができると、患者に満足感があたえられるということです。子供が面白い遊びを創ったり、発見したりするのと同じく、患者と一緒に楽しめなければ充実感は生まれません。計画（Plan）とは、それを意味し、決して無理にやらせるといったものであってはなりません。実行（Practice）も楽しく動き、完成させた喜びが伴うようにします。その結果、上達（Progress）した、という事実を認識させるようにすることを繰り返すことが、３Ｐシステムの確立ということになります。決して、計画倒れにならず、あくまでも患者の意思を大切にし、本人のやる気を引き出すような計画にすることです。

②音楽運動療法の「環境設定」のあり方

療法を実施する場合、患者の疾患にあわせて設備を整えなければなりません。まず問題になるのは天井の高さです。それは、トランポリンを跳ぶだけの高さがなければ、頭が天井に当たってしまうからです。競技をするわけではないので、大人がトランポリン上に立った時、頭から天井までの距離は２ｍもあれば十分です。

また、トランポリンの大きさは、部屋の広さによっても変わりますが、部屋が５×10ｍの広さでは、縦・横２～2.5ｍ、高さ60～70㎝のものを、部屋が15×25ｍ以上ならば、縦・横2.5×３ｍ、高さ70～80㎝程度のものが適当です。

療法を実施する部屋は静かで、ガラス戸越しに庭が見え、そこには花壇にベンチ、そしてブランコやシーソーなどの遊具があれば環境としては最高です。さらに、外の騒音が聞こえない部屋、車の通る音などは聞こえないような部屋がいいのはいうまでもありません。

室内には子供や大人を乗せることができる、感覚統合法で使用する大小のビニール製フィジオボール（36頁、図１-５）と、投げたり受けたりするビーチボールやテニスボール、鈴の入ったボール、各種のボールのほか、刺のついたボールなど、感覚刺激と遊びに使える様々なボールに加えて、運動能力を高めるために、リボンや縄跳び、バドミントンなどの運動遊具や、シャボン玉、紙風船などの遊び道具（36頁、図１-６）、そして、音の出るおもちゃ、電子ボンゴ、

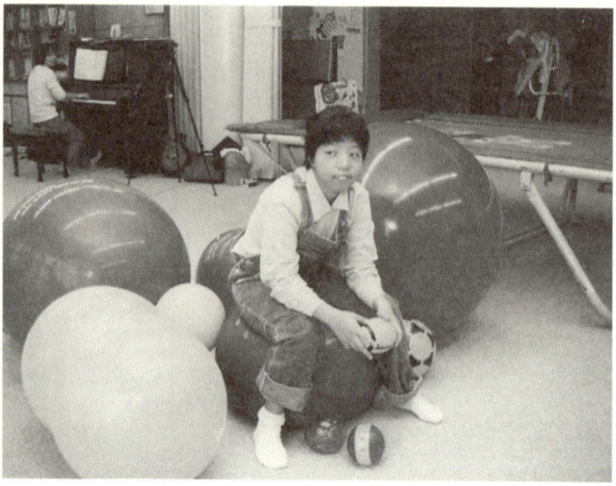

◆図1-5／フィジオボール

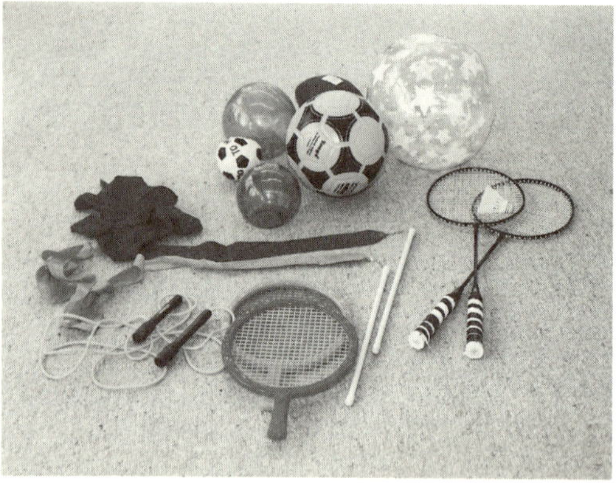

◆図1-6／音楽運動療法に効果のある遊具類

キーボード、本物の楽器類（ピアノ、ハンドベル、木琴、鉄琴、鈴、タンバリン、マラカス、拍子木、カスタネット、ボンゴ、コンガ、和太鼓、あればドラムセットや打楽器類）が必要です。これらの楽器は、できるだけ自然に響くものがよく、電気や電子楽器でないほうがよいのですが、もし部屋の都合や予算の関係でピアノが置けない場合は、電子ピアノまたはキーボードでもかまいません。しかし、そこに生の楽器演奏や歌が加わるほうがよいのは当然です。電気音だけでは単調ですぐ飽きてしまうからです。楽しくなければ、意識の集中も不十分となります。

③家族や友人も参加して、温かで肯定的な言葉掛けを

療法を実施するには、音楽運動療法の知識のある音楽家と、患者の疾患に関する基礎的な知識を持った者がセラピストとして関わりますが、必要に応じて家族や友人も参加することが大切です。たとえば、医療施設では医師、看護婦、理学療法士、作業療法士、言語療法士、介護福祉士と音楽運動療法士がチームを組み、患者とその家族とともに行います。療育機関や学校では、教師と音楽運動療法士が中心となり、家族との面接やカウンセリングで得た情報を参考にしつつ対象患者への療法を実施します。

これら、家族を含めた人々の患者を励ます声援は、患者の意欲を高め、「自分は、まだまだできるのだ」という自信を持たせ、生きようとする力と意欲を高めます。特に、意識障害者の場合には、その当人の友達や親友の言葉掛けは大きな力になる可能性があります。それは、深く記憶された部分から記憶を呼び起こすこととなり、現在に至るまでの記憶の過程を再現する力があるからです。このような人の協力が得られるならば、ぜひとも多くの人が療法に加わるのがよいと思います。

また、療法中では、患者の変化を見落とさないようにし、少しでも好転しているような情況がみえた時は、大袈裟なくらい賞賛の言葉を掛けます。具体的には、何か物をつかもうとする動作がみられたら、タオルや鈴、マラカスを持たせます。そして、口を開けて話そうとすれば、その口を真似て声を出します。また、缶ジュースやお茶を患者の目の前に出して反応をみます。かつて好きだった品物や特別の想いがある物を家族から提供してもらい、それを患者に渡すことで変化があるかを確かめたりします。さらに、患者にとって忘れられない人物に来てもらうことも大切なことです。

また、こうした環境のなかでは、人と人との絆がより強くなるので、同じ病に苦しむ者同士が出会えるような機会を提供することも重要です。この療法を受ける同室の患者家族の情報交換は、闘病意

識を高め、連帯感を育て、それが精神的な支えにもなります。

この療法は決して頭で理解し行動させるのではなく、身体が学習し、身体が記憶する新たな神経回路を自分の心と人々の心の交流によって生み出させる作業です。不必要なためらいやこだわりを捨て、身体を自然に反応させる音楽の力を借りて日常の生活をスムーズに行えるように身体を再教育していくのがこの療法の基本です。

④本人の自由意思を尊重する

基本的には患者、もしくは対象になる人をトランポリンの中心に乗せ、セラピストや家族がトランポリンのまわりから声を掛けて、上下するトランポリン面を押します。このトランポリンの押し方はかなりデリケートなもので、バウンドを手のひらで調整しながら押します。ただ強く押すだけでは、患者を跳び上がらせるだけで、これでは患者を気持ちのよい状態にはさせられません。かといって、押し方が弱すぎてもいけません。あくまでも、患者の様子をみて、気持ちがよさそうかどうかを観察しながら行います。

このトランポリンの動きにあわせて、療法士は音楽演奏に加わります。しかし、ボール投げやリボン回し、バドミントンに興味を示す子供や、車椅子に乗って遊ぶことを好む子供もいますから、あくまでも当人の自由意思に任せて、療法空間での活動を見守りながら、それぞれの動きにあわせて音楽を演奏します。なかには、音楽演奏をしないほうがよい時もあり、子供や疾患に応じて音楽の選択をしなければならない場面もあります。

子供の場合、トランポリンにばかり興味があるわけではありませんから、この点については個々の患者と疾患の性質や、当人の性格を判断し、症例にあわせて療法を展開しなければなりません。

(2) 音楽運動療法に適した音楽と演奏法

①患者の好きな曲を

音楽運動療法で使用する音楽は、原則として患者の好きな曲を優先します。高齢者であれば、昔の歌や年代ごとに流行《はや》った歌を使用します。若い患者の場合は、今流行っている歌や音楽を取り入れます。患者によってはジャズやポピュラー、ロックを好む人がいますし、演歌や童謡が好きな人、クラシックの好きな人と様々です。音楽運動療法で用いる音楽は、「患者の興味あるものならばなんでもよい」といえます。

しかし、一つだけ注意しなければならないのは、動きにあわせた演奏スタイルでなければ、意識の覚醒や集中につながらないということです。そのため、音楽はトランポリンにあわせて、リズミカルでスイングするものがよく、たとえば、スタンダードナンバーならば「ティーフォートゥー」、「サテンドール」、「オンザ・サニーサイド・ストリート」のような曲、クラシックでは「ユーモレスク」、「スケーターワルツ」、「貴婦人の乗馬」、歌謡曲では「心の旅」、「サボテンの花」、「昴《すばる》」、ポピュラーでは「イエスタデー」、「アロン・アゲイン」、「ヘイジュード」などです。もちろん、最近のヒット曲も使います。

これらの曲は、上下に揺れるトランポリンのリズムと音楽のリズムとがよくあうためか、患者のみなさんには大変好まれるので、私はよく使っています。音楽の選択で大事なのは、乗りがよく明るい曲が適していることを知っておくことでしょう。

しかし、童謡や演歌、軍歌など、悲しいものや暗いものがあっても、それを動きにあわせて演奏しなければならない時もあります。なぜなら、これは患者の好みですし、当人の自由意思を尊重することがこの療法では重要だからです。音楽運動療法での音楽は、それに込められた思い出や感情の記憶を再体験させる機会になりますから、とても重要なのです。

同じ曲であっても、演奏の仕方が変わると印象はかなり違ってきますが、一応、オリジナルに近い演奏を試みつつ、患者の様子をみて演奏します。特に、映画音楽は青春の思い出となっている場合が多く、映画のシーンと音楽のメロディーが直結し、回想と記憶を探るのに便利です。

②どんな楽器で、どう演奏すべきか

療法空間に響くピアノのハーモニーは、患者の気持ちを優しく包み込む働きがあり、そこに患者の様子にあわせて意識的に強調したサクソホーンや他の楽器の演奏が加わると、患者は何が起こっているのか意識を集中せずにはいられなくなります。これまではピアノとサクソホーンを主に使っていますが、これは、たまたま私がサクソホーンの演奏能力があるからで、ほかの楽器、たとえばフルートなどの金管楽器やヴァイオリンなどの弦楽器でもかまいません。

しかし、音楽療法の専門家には患者の表情や動き、ちょっとした仕草も見逃さず、それにあわせて音を変化させる技術を持つことが要求されます。この演奏の善し悪しが、患者の回復や改善、獲得を促進させる意欲や意思を高め、勇気づけ、それがエネルギーになります。ここに音楽の極意が秘められているといっても過言ではありません。それゆえ、優秀な音楽家でなければ、音楽運動療法は成り立ちません。

すなわち、人の心を感じとり、音楽に乗せて対話する能力と、音楽に含まれた人の深い情感を表現する技術と感性などがなければ、患者と心を交わすことはできません。患者は、自分の動きにあわせた、単なる音楽を聴かされたのでは疲れます。そうなると、集中力も徐々になくしていきます。そうならないためにも、上にあげた演奏の技量を高めるとともに、患者が好む安らかでリラックスした静かな曲を選ぶことが大切です。

つぎの第２章では、私たち人間にとって、聴覚機能はどのような意味を持っているのか、音楽が人間にとって、どのような意味や価値があるのか、などを考えます（パーキンソン病や意識障害者に対する具体的な音楽運動療法の進め方については、第３章を参照してください）。

Column

❖音楽の記憶❖

音楽と記憶について考えると不思議なことがわかります。たとえば「オーバーザレインボー」の曲の持つ構造的美観が存在しますが、それをミュージカルの曲として、実際の映像とあわせて観賞した経験のある人は、その音楽の印象が固定されます。しかし、音楽だけしか聴いたことがない人は、映像があたえたものと同じではありません。

さらにその音楽が、新しいテレビドラマで別離の悲しみや苦しみの感情を表すシーンなどで使われると、それまでの記憶とは異なり、その出来事が記憶としてインプットされます。明日への希望へ誘う音楽も絶望の淵に立たされた心境を表すものにもなります。

このように、記憶が絶対のものかというとそうではなく、新しく、感動的な映像や実体験を伴ったものに出くわすと、今まで記憶していたものが書き換えられます。先の音楽記憶も二重三重になって複雑な音楽表現の記憶としてあるものの、最後に体験した記憶こそ大きな痕跡として残ります。それらの記憶を再生させるのは、その時感じた悲しみや、楽しい思い出の感情がまず呼び起こされて、その内容がつぎに思い出されるという順番となります。

このように、情動の体験記憶が何よりも優先し、この感情は何だったかを考え、それを分析し出来事としての記憶を導き出すのです。聴覚記憶は聴覚だけの構造的認識に終わらず、視覚と情動を巻き込んで意識され、総合的に、また、重層的に認知機能を働かせて記憶します。この下位の脳の情動を刺激する音楽の作用が大脳上位の意識と認識を司るところに影響をあたえる事実はとても重要です。

なぜなら、音楽を聴く人の環境設定とまわりの人々の関わり方が、脳への大きな働きかけになる情動から意識へ覚醒を促す音楽運動療法の原点がここにあるからです。

音楽運動療法の実際

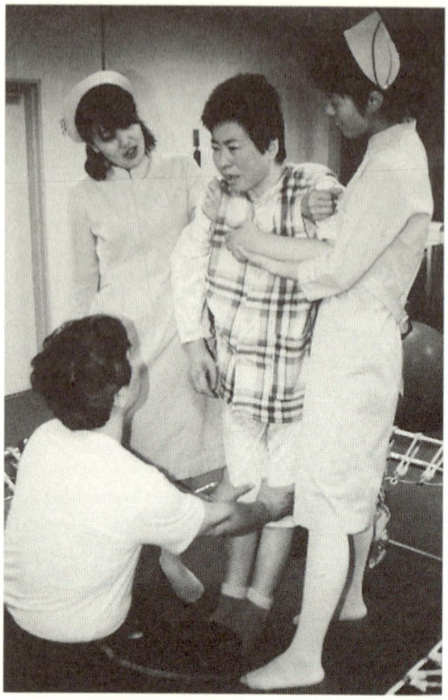

←看護婦さん二人に両脇を、介助者に両膝を支えられ、立位でトランポリン運動を行う意識障害者

↓トランポリン上に坐り、介助者と大きなボールの受け渡しをするパーキンソン病患者

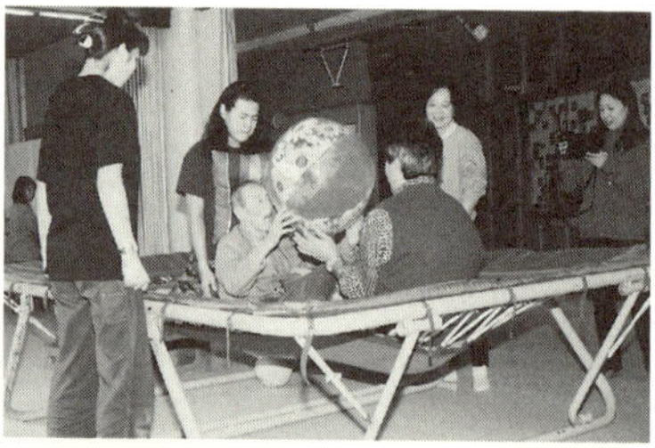

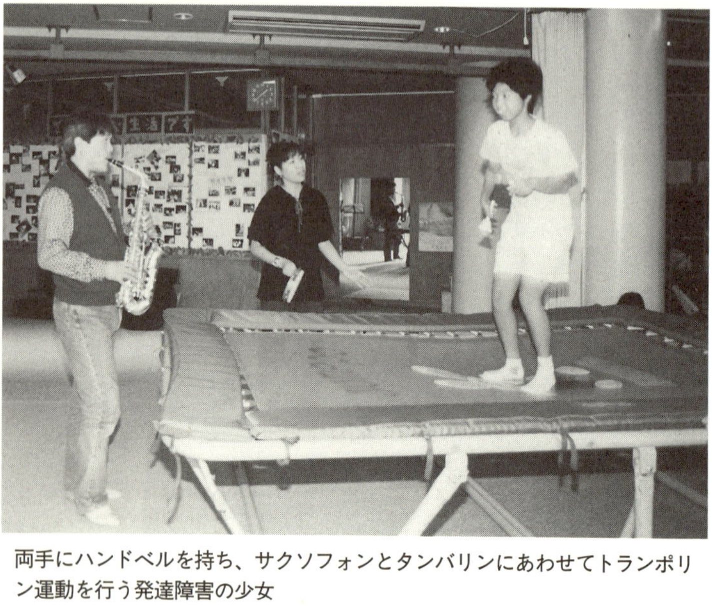

両手にハンドベルを持ち、サクソフォンとタンバリンにあわせてトランポリン運動を行う発達障害の少女

第 2 章

「生命」と「音」に秘められたパワー

Chapter 2

❶ 上手に生きるための聴覚機能

(1) 危険が察知できることの意味

人は眠っている時、突然大きな音がすると飛び起きて何が起こったのかまわりを窺います。この時、私たちは落ち着かず、鼓動が速くなり脈拍が増え、どうしようかと身構えたりします。危険かどうか、逃げるべきか、そのまま動かないでいるべきかなどを判断します。そして、「危険だ、逃げるべきだ」と判断すれば、安全な場所を求めて行動します。しかし、緊急事態ですからゆっくり考えて行動するわけにはいきません。危険を感じたら、すぐに身体を動かさなければ、生命に関わることにもなりかねません。

そのため、私たちの身体には、音を感知した瞬間、目を覚まし自動的に呼吸回数を増やして酸素摂取量を高め、さらに血圧を上げて、速く行動が起こせるようなシステム、つまり自律神経系の仕組みが備わっています。このシステムのなかで、最も速く急変を察知するのが聴覚器官なのです。これによって、私たちは眠っていても、まわりの状況を音によって知ることができ、生命の安全を確保しているといえます。

つまり、目が覚めてから何をするのかを考えていたのでは逃げ損ねてしまいます。私たちは、「危険だ」と感じる音が聴こえた瞬間、ただちに反応することができるわけですが、これがスムーズにできるのは、自律神経系が働いているからです。この機能は、音の発生にあわせて瞬時に働きます。暗闇でまわりがみえなくても最低限、音の聴こえ方で状況を推測し、判断して行動できるようにもなっています。

なぜなら、「みえなければ行動ができない」というシステムでは、危険を瞬時に回避することはできないし、また、迅速に感知、覚醒、判断ができなければ身を守る行動も起こせないからです。そのため、まずは危険を脱するため、反射的に機能する動物の本能的防御の始動システムが備わっているのです。言い換えれば、音を聴く「聴覚器官」は人間が身を守り、生き抜くために設けられた第一生命維持装置といえます。

(2) なぜ、「目覚まし時計」なのか

人は目を覚ましつづけることはできません。動物もまた眠らなければ死んでしまいます。しかし、いくら睡眠が大切だからといっても、危険が迫っているのに眠りつづけていては、死を招くことになってしまいます。このような時、音を聴いた瞬間に反射的に目を覚まし、身体が活動できるようなシステムが働くことによって、私たちは生きていかれるのです。その働きを担当するのが自律神経系(138頁、図4－1）であり、これは人間の意思や思考によって操作することはできません。

私たちが日常生活で目覚まし時計を使用するのは、音が人の身体を目覚めさせるからです。目覚まし時計は、強制的に目を覚まさせる道具として利用されています。

人は、目覚まし時計の代わりに、「目覚まし光り器」や「目覚まし匂い器」をつくらなかったのは、人を最も効果的に眠りから覚まし、活動させるには、聴覚を刺激することが最も有効だということを知っていたからです。

さらに音は、状況を把握する情報源ともなります。つまり、音の種類や大きさによって敵の存在を探知したり、うまく危険を回避したりして、生命を守っているわけです。このように、音は身を守る道具であり、最大の武器であるといえます。

音は、その他にも敵を威嚇したり、邪魔者を脅かし排除したりす

るのにも利用されます。ゴリラやライオンなどの動物だけでなく、昆虫や鳥も音や鳴き声を発し、ヘビも体を擦り合わせて敵を威嚇します。人間もまた、生死を賭けた戦いのときには大きな声を上げますし、農作物を守るためにスズメなどを追い払う大きな音のする空砲銃もつくります。このように、人間だけに限らず、多くの動物は生きるために、音を必要不可欠なものとして利用しているのです。

*

上にあげたように、私たちにとって音は、生命とも大きく関わっているわけですが、人間は大きな音にだけ反応しているわけではなく、聴きなれない微かな音や奇妙な音にも敏感に反応します。旅行に行った時、よく眠れなかったりするのは、周囲の音がいつも聴いているそれとは異なるからです。自動車の音や人の話し声が聞こえたり、聴きなれない音がすれば気になりますし、いくら自然が心地よいといっても、海辺に寄せる波の音や山荘で聴く小川の音や動物の声など、それらになれるまでは心地よくはなれません。

川床で食事をとるのも風流なことですが、水の流れる音が大きすぎると、かえって疲れてしまいます。また、昼間では気にならなかった水の音が、夜になるとうるさく聞こえたりします。そのため、どんなによい旅館であってもよく眠れるとは限りません。人は寝る場所が変わるとよく眠れなかったり、ふだんと違って変な夢をみたりするのは、環境の変化を感じとっているからでしょう。

すなわち、人は眠っている時でも音を聴きながら寝ているため、時には外で鳴っている音が夢と連動したり、列車の通過する音や踏切の警報音、部屋をノックする音や自分を呼ぶ声が夢の物語と重なったりもします。安心して休める環境が一番眠れるところといえますが、人によって好みが様々です。それは、育った環境や耳慣れた音環境が人によって違うため、これを特定することは困難だからです。しかし、工事現場のような大きな音のする環境は誰にとってもよいものではありません。それは物理的に大きな音を聴くと、私たちは、心拍数や血圧を高めたりして身体を守ろうとする生理的危急反応を起こすからです。

反対に、「あまりにも静かなところでは眠れない」とか、「人の話す声が聞こえているほうがよく眠れる」とかという人もいるように、「よい環境とは何か」は、一概には決められません。しかし、人にとって適切な音環境とはどのようなものかを調べ、知ることは大変意義のあることです。なぜなら、治療を必要とする人々が寝起きする病院のようなところでの音環境を整えることは、患者の治癒力を高めることになるからです。この重要性があまり理解されていないのが日本の現状です。これを考えると、今から25年前の事件が思い出されます。

(3) ピアノ殺人事件の意味

高度成長期の昭和48年の夏、「ピアノ殺人事件」が起きました。クーラー、カラーテレビ、カーの三つ（３Ｃ）を持つことが理想であったこの時代、この事件は、ある意味で音環境が人の行動にどのような影響をあたえるか。また、心理的にも社会的にも音が持つ働きの重要性が顕著に現れた例といえます。それは、音による暴力とそれに誘発された犯罪でもあるからです。この時代、モダンライフと西欧なみの文化意識を持たされつつ、人口密度と経済性を理由に、遮音も防音もしていない鉄筋コンクリート製の近代的な団地の３畳間にピアノを置き、西洋文化を一身に享受し、中流を気どっていたのでしょうか。優雅とはとてもいえない場所であっても、ある種の虚栄心も含めよろこびもあったことでしょう。しかし、その親にとって子供の弾くピアノの音は自慢で心地よいものであっても、窓を開けて毎日繰り返し聴かされる非音楽的な練習曲は、他人にとっては苦痛以外のなにものでもありません。

加害者は、団地中に鳴り響くピアノの音をただ耳を塞いで聴かないようにするしか方法がなく、夏の暑さも手伝って、「音を出す奴は殺さなければならない」と、ついには近所の金物屋で包丁を買って準備し、鍵のかかっていない入り口から侵入。部屋で一人ピアノを弾いている子供を背後から包丁で突き刺しました。そしてその直後、帰ってきた家族もメッタ突きにして殺してしまったのです。

事件の背景には、犯人の少年期から青年期においてのトラブルがあったにしても、あまりにも平和で、無防備、無頓着な日本を象徴しているようにも思います。つまり、社会生活する上での人との関わり合い方の未熟さと甘えの構造がみえてくるからです。犯行時、犯人は「世の中のルールを守らない者は殺さなければならない」と思い込む強迫観念があったらしく、音を出す者を含め、それを容認する者はすべて殺してしまったほうが「世の中のためだ」とさえ思っていたそうです。自分でも、音を発生させることには神経質になり、家でも音を出さないようにしていたようです。たとえば妻が身ごもった際、「赤ん坊の鳴き声がうるさいから」と言って中絶させ、洗濯機もうるさいからと手で洗わせていました。テレビを見る時は部屋の真ん中に置き、カーテンを閉め、おまけにイヤホーンを着けて聴いていました。異常といえば異常ですが自らの音を出さないように心がけていたことは事実です。最終的には収容された刑務所でも隣のトイレの音が気になると言って、「早く殺してくれ」と再審を勧める援助者を断わったそうです。このことから考えると、精神の異常があったことは明白な気がします。

これを考えると、人によって音に対する感じ方や反応は異なり、かつ誰が音を発するかによっても印象が変わることが理解できます。犯行に追いやった環境や生い立ち、そして動機などは音楽の好みや音の好き嫌いによって千差万別であるため、この事件は心理的・社会的要因が複雑に関連していることがわかります。

裁判官は、「物理的にピアノの音の発生があったとしても、殺人を犯すほどの音量ではない」として、死刑を言い渡しました。その理由は「子供の弾くピアノの音は45フォンぐらいであり、病気の人は眠れないが、普通に生活する者では睡眠が妨げられる程度である」からというものでした。このように、この裁判では、加害者の音に対する神経症については言及していません。

判決は、その時代の社会通念や常識が善悪を決定してしまうのかもしれませんが、この判決は、人間の音に対する心理的・社会的影響力を全く無視しているように思われます。裁判官には、音に対する考え方と実体験が備わっていなかったのではないでしょうか。疑問なのは、なぜ家族や親族、または友人が医者に診てもらうように勧めなかったのかです。

この事件が発生した高度成長期という時代は、ある意味で人間の一番大切な心の交流が捨て去られ、利己的で自分中心の貧弱な自由主義と物質優先を象徴する時代だったのかもしれません。

このように、音は人の精神と肉体に影響をあたえ、人格までをも破壊する力さえあることを知る必要があります。残念ながら、今日に至っても日本では音の文化や芸術、そして、音がおよぼす心理的・社会的影響には極めて関心が低いと言わざるを得ません。それは、駅や電車内、街頭やスキー場などの遊技場にまで氾濫する、音に囲まれた日常生活をみればわかります。

(4) 音は人間の行動を規制する

音が人の心にあたえる例として、砲弾が飛び交う戦場にいた兵士が、まっすぐ立つことができず、地面に倒れ手足をばたばたさせるといったパニックを呈することがあげられます。このような症状を戦争神経症というのだそうですが、これは恐怖をあたえる爆弾の音が、無残にも人体の一部を吹き飛ばしたりした記憶を想起させるために起こるものです。また、ベトナム戦争からの帰還兵は、独立記念日で花火の音を聴くたびに、ジャングルで体験した爆弾の音を思い出し、当時の悪夢がよみがえるといいます。

また私たちの日常生活でも、ある曲を聴くと昔のことが無性に思

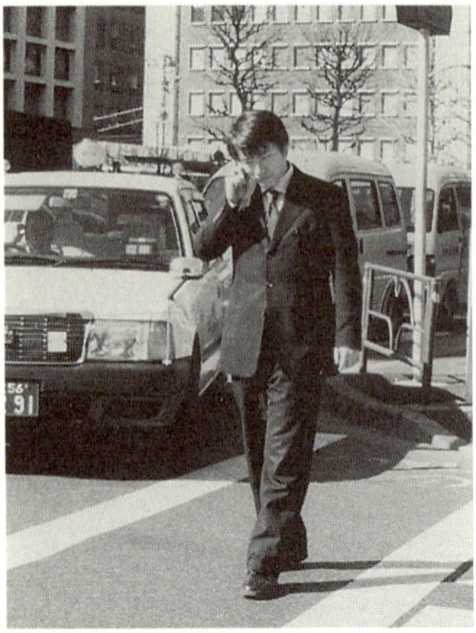

◆図２－１／携帯電話をかける人

い出され、憎しみや悲しみがわきあがったり、逆に、楽しい思い出が浮かんだりすることもあります。

そのほか、生活空間には様々な音があり、私たちは無意識的・反射的にそれにあわせて行動をしています。たとえば、携帯電話の着信音が聞こえれば、すぐにそれを取り出そうとしたり、パトカーや救急車、消防車のサイレンの音に一瞬ハッとしていったん止まったりします。

最近、運転中に携帯電話をかけることは禁止になりましたが、それ以前は、車の運転中に、携帯電話による事故がたくさんありました。携帯電話で話しながら運転をすることはとても危険です。なぜなら、電話中は、話し相手の声に意識が集中されるため、車を安全に運転することがおろそかになるからです。

また、ウォークマンを聴いている人やCDを聴いている人は、人にぶつかっても気がつきませんし、目の前で起こっていることに対しても無関心です。時には、列車内での携帯電話が原因で、乗客同士の喧嘩になったりもします。

これらは、外の世界と自分の聴いている内の世界とが分離されているから起こることです。音は世界を固定し、意識をある一定の方向へ向かわせる作用があり、別の世界のあることを気づかせないのです（図２－１）。

(5) 音を情報として生きる人間

目の不自由な人たちにとって、音情報の大切さは私たち以上です。

たとえば、杖で地面を叩きながら歩くことができるのは、反響する音であらゆる情報を判断し、安全な場所を確認できるからです。目の不自由な人の多くは、とても音に敏感で、些細な音も聞き逃さず聞き分けるという素晴らしい能力を持っています。目が不自由な人のなかには、優秀な音楽家が数多くいることからもそれがわかります。ピアノの鍵盤を見なくても難曲を演奏し、ヴァイオリンや琴、三味線の指のポジションも難なく押さえて超絶技巧の演奏をやってのけます。これは、ある特別なコンディションに対応して脳の機能が育てられた結果、想像を絶するような技能が獲得されたからだと考えられます（図２－２）。

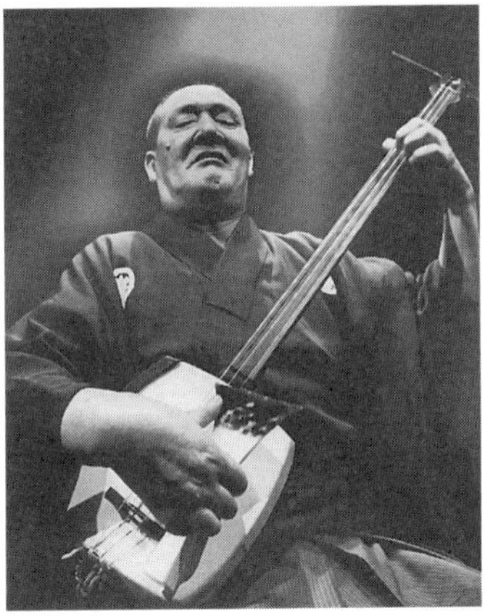

◆図２－２高橋竹山（1910～1998）
３歳の頃、視力をほとんど失う。15歳で三味線を学び、1963年LP盤発売以来、津軽三味線の演奏家として活躍
（写真提供・毎日新聞社）

音はまた、発生する音源の質と位置やその方向を知るのに役立ちます。たとえば、フクロウは頭を回転させ、耳の角度を変えて音源を探索します。左右の耳の穴は上下にずれてついていて、音を発する獲物の上下と左右の位置、そして前後位置を確かめることができます。さらに驚くことに左右から入る音情報は、交互に交錯する神経機構を介して移動する獲物も捕えられるようにつくられています。

第５章で蘇生学の立場から後藤が詳しく述べますが、耳から入った音は、電気信号に変換され、生命の中枢である脳幹を経た後、すべての感覚情報をコントロールする視床を通って大脳皮質の聴覚野に伝達されます。私たちは、この大脳皮質に来た音を情報として認識し、判断し行動しています。つまり、誰の声かとか，どんな楽器の音かなどのように、かつて聴いた音や快感の記憶を伴う音経験が照合されて判断されます。

ここで重要なことは、音は大脳皮質に直接伝えられるのではなく、生命の中枢を司っている脳幹部を通ってから伝えられるということです。つまり、音は、耳で聞かれるのではなく、人間の「生き死に」を左右する脳の中枢部を経て聞かれているのです。

また、音には言葉と音楽、人工的な機械音、自然界の音などがあり、私たちはこれらを分離して聴き分けていますが、人により、また生活環境により、聴覚機能の発達の仕方が異なるため、分離の仕方や聴き方は様々です。母親の声を記憶している赤ん坊や、自分の子どもの鳴き声を聴き分ける動物なども固有の音認識を行っています。その違いはどこにあるのか、どのようなシステムがあるのかなど、聴き方のメカニズムはわかってはいません。

② 人間生活に欠かせない音楽

(1) 古代から生活に欠かせなかった音楽

私はボルドー音楽院の卒業試験も終わった1973年、ヴァカンス前の夏のある日、壁画で有名なラスコーの洞窟があるドルドーニュ川の下流の町、リブルヌを訪れました。それは、先史時代の洞窟に居住するル・メートル氏（日本でいうと長者または親方）のお宅のパーティーに招待されたからです。その洞窟は、木の茂る山の中腹にあり、裏山は、いろいろな木の実がなり、様々な小動物が棲息するのにはとてもふさわしい場所でした。洞窟から出ると、眼下にはドルドーニュ川までゆるやかにつづく大地が見通せ、下界の様子が手にとるようにわかります。

私たちは裏山から引いた水を溜めた貯水場兼プールで泳いだ後、岩場で火を焚き、羊一頭を香草と油をかけてこんがりと丸焼きし、その肉をそれぞれの客が自分のナイフで切り取り、パンやワインと一緒に食べました。車座に囲んで獲物を焼いて食べ、酒を飲みながら音楽を聴き、歌い、踊り、疲れて家のテラスに立ち下界を眺めれば、視界180度の100kmつづく大地が、遠くに沈む太陽の光を浴びて赤々と輝いていました。そこはまさしく私たち人間の祖先が住んだ洞窟であり、人間の歴史がそのまま保存された場所でした。

今から思えば、この姿は先史時代そのものだったと思います。外敵から身を守るのに最も都合のよい場所で、食糧は裏山から採ってくる木の実や小動物、そして川や海から獲ってきた魚や貝類などです。洞窟は雨や風を避けられるだけでなく一定の温度を保てるため食料の保存もでき、また安心して眠ることができます。その深く奥まった洞窟は外からはなかは見えず、反対になかからは外が見えます。それだけでなく、些細な音もよく聞こえるため、外の様子を音によって知ることができます。

洞窟のなかは暗く、火を絶やさず、狩りで得た獲物を焼き、仲間や家族と一緒に食べます。今日の狩りの出来事や獲物を仕留めたときの興奮と喜びを全身にみなぎらせて語ります。棍棒で地面を打ちながら戦いの様子を再現し、いかに大変な狩りであったかなど格闘の話になります。狩りに使った弓の弦を鳴らし、この弓でこの槍で獲物を倒したのだと自慢します。その音は洞窟のなかによく響き、弦の一定の振動音がつづけて鳴ると倍音が響き、音が充満して刺激が増し気分が高揚します。声を出して弦の音にあわせて歌が加わるとより興がのって愉快になります。

このようにして生まれてきた音を人は体験的経験的に積み重ね、好きな音、よい音を選別し、ある形式をつくり出したのでしょう。この自然発生的な衝動から生まれた音を繰り返し歌い再現する行為から、音楽が生み出されました。しかし、古代人は、獲物を得た喜

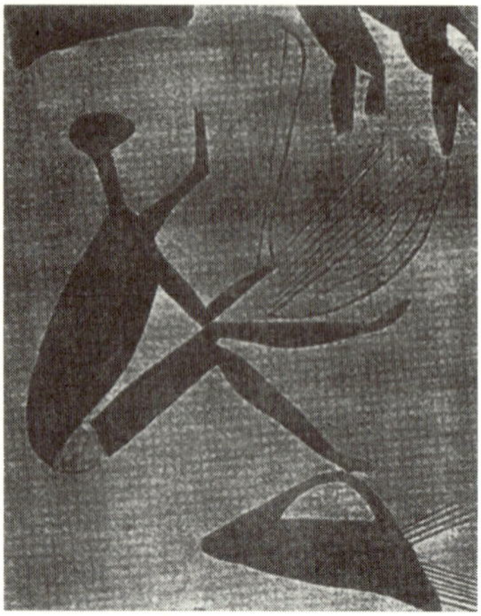

◆図2-3／弓弦を矢で打つ岩絵

びの情感を伝えるだけでなく、戦いで命を落とした仲間の死を悼んだり、悲しみや苦しみを表したりするための音楽も生み出しました。

つまり、もともと狩りの道具に使われたものが音を発生させる楽器に変化し、叫びのような発声も整えられ統一された美しい声が発達しました。ここに、音楽の発生と発展のプロセスを見出します。もちろん意思を伝達する言葉も重要で、たとえば呪文のような秘密の言葉が歌となり、それにあわせて踊ることも身体表現として発展します。原存する各地の音楽やダンスには狩りを題材にしたものが多いのは、生活と密着した人間と音楽の姿を証明しています。

南アフリカのカラハリ・ブッシュマンは獲物を射止めた後、仲間が自分の所に来るのを待つ間に、弓弦を矢で軽く打つ習慣があるといい、それを裏づける岩絵がバストランドのマルティ山でG. W. ストウによって発見されています（図2-3）。このように音楽の発生と存在の意味は人が生きている実感を得ることであり、狩りの後、楽しい時、悲しい時、苦しい時、音楽の演奏や歌い踊る活動が日常生活にしっかり結びついていたのです。

生存のための戦いに破れ、不幸にも最愛の人を亡くす体験は人を想う恋慕や別離を表す音楽を生み出します。ここに人間の心と精神活動の表現としての音楽の誕生をみる思いがします。

人間は生きる環境にあわせ、よりよく生きるために音を最大限活用しています。しかし、一度病気にかかってしまうと、そのバランスを取ることができず他者による援助が必要になります。ここに特殊能力者としての音楽家が世のなかに必要になってくるわけです。

心と身体を変化させる音楽を自在に操る者は、かつて魔術師として扱われた理由がここにあります。

(2) 特殊能力者・シャーマンと音楽

先に述べた先史時代の人々や民族にとって、人の状態に変化をあたえる力を持つ者は魔術師とされました。特殊能力を持った者が一度予言めいたことをいい、それが当たると尊敬され信用されます。特に生死を賭けた戦いの前には誰でも神の力と御加護によって「守ってもらいたい」と思いますから、音楽によるやる気を高める効果と相まって、音楽・魔術師は重要な存在となります。優れた感性と知性、そして経験的に裏づけされた特殊能力者の存在は近代社会の認識では理解できませんが、その未分化と思われる世界観や自然の摂理を体験的に構造化したのがシャーマンと呼ばれる人です。

その音楽は西洋の理論や感性のものと全く違い、リズミカルで身体の動きを伴ったものであるため、かつては野蛮で原始的なものと捉えられていました。しかし、最近では、音楽がもたらす緻密な治療構造が評価されてきました。身体と心のバランスを保つには音楽が最も有効であることを、シャーマンは知っていたのです。世界の各地に残る音楽とそれに伴った身体運動が人々の癒《いや》しや生活に深く関わり、そこにはシャーマンの存在があります。たとえば、スリランカの悪魔払いは太鼓と歌による演劇的構成で織り成される悪霊に扮した踊り手による神経症患者の治療ですし、パプアニューギニアに住むダニ族の場合は、シャーマンを中心に村人全員が走り奇声を発して患者を治すものです。それらは、人々が一団となって患者とともに踊り歌い身体を動かす行為によるハタレと呼ぶ治療です。

この音を感じ表現する力と創造する能力は個人によって差があり、その演奏者や演技者の上手、下手によって患者にあたえる影響が違ってきます。自然の成り行きとして上手な者が音楽の専門家となり、人の心や身体に影響をあたえる特別の能力を有する者が呪術師兼医者兼音楽家となり、部族の長と同格の地位にまで遇されます。時には神の言葉を伝えるため、飢饉を脱するための雨乞いや獲物のいる場所を占う儀式を行ったりするのはやはり魔術師としての音楽家でした。

(3) 打楽器の持つ二つの機能

①言葉としての楽器

この特殊能力者は、先天的にあたえられた特殊な人物とみられることもありますが、彼らが日常の生活で最も大切な道具としたのが太鼓です。

特に、サバンナに住む無文字社会の民族は、太鼓による言語を発達させました。その太鼓を打つ特殊技術者は、代々受け継がれる世襲性となって王族の庇護のもと、グリオ（音楽家の家系を継ぐ者）としての地位を獲得しました。王の系譜を語り聞かせ、王の言葉を民衆に伝えるためにも、太鼓は重要な働きをしています。特定の日時には王の主催による祭が催され、太鼓による王の言葉や音楽演奏が行われますが、部族ごとに太鼓言語も変わるため、その意思伝達は限られた範囲のものでしかありません。

また、楽器は太鼓だけでなく、エジプトから伝わったと思われるハープ類やラッパ類のほか、放牧民の使うカセナ笛（木に３個の穴をあけた変形十字の笛で、音程の変化と抑揚とリズムの違いによって演奏し言葉に変換されるもの）もあり、これらによるコミュニケーションもあります。もちろん、その言語を解さないものには理解は不可能です。

②戦争の道具としての音楽

太鼓や打楽器の発する音は人々の気持ちを高揚させ、エネルギーをあたえる働きがありますから、敵と戦う時や人々を一致団結させなければならない時に、これらが使われます。太鼓の打つ強弱のリズムは、私たちに、思わず知らず身体運動を誘発し、その一定のリズムは興奮をあたえ、やる気を起こさせます。これを利用して戦いのための音楽や、戦いに行くための行進曲がつくられました。

その典型的な例がトルコの軍楽隊の音楽です。ここではティンパニーやシンバルなどの打楽器とラッパ（大きなチャルメラのズルナー）が使われました。これらの楽器の出す音は、けたたましく鳴り響き、大音響を発するため、その音を聴かされる人々は恐れおののいたと思われます。特に馬や駱駝《らくだ》の脇腹に左右に掛けた半円形の金属に張った皮をバチで叩くティンパニーの音は、それまでの太鼓と異なり大きな音が出せ、また音程も変化させられるという優れものです。有名なトルコのシンバルも金属でできていることから、当時から金属加工の技術が高かったことがわかります。その巨大で力強い音楽は、西ヨーロッパの人々に恐怖をあたえ、戦う意欲さえ削《そ》いでしまうものだったことが想像できます。

このように、戦いに際して演奏されたり歌われたりする音楽は、どこの民族にも見出せます。それは、人々の気持ちを統一し、戦意を煽《あお》り、目的遂行の意思を高め、勝利を確信させたりするのに音楽はとても有効だったからです。こうした音楽は、人を覚醒させるだけでなく、何度も聴いているうちに自分が強くなったような感じにもさせます。この錯覚が戦いの恐怖心をとるのに役立つため、世界には戦いの音楽が多数あるのです。反対に音楽は、敵に対しては恐怖心を煽り、戦闘意欲を削ぎ、逃げ出したくなる気持ちにさせます。そのため音楽は、軍隊統一の目的や戦いの号令の信号としての意味だけでなく、最高の武器としての意味もあったといえます。トルコ、イエニツェリ軍楽隊の行進曲はあまりにも強烈だったため、アラ・テュルク（トルコ風）という楽語も生まれるほどで、それを模倣した音楽がヨーロッパの作曲家によって作曲されました。それらはフランスの宮廷音楽家リュリからモーツァルト、ベートーヴェンにつづく幅広い時代と人々に浸透しました。

3 音楽が持つ「快感」と「癒し」の力

(1) 快感としての音楽

ところで、ヨーロッパの作曲家は、なぜ異教徒である恐ろしいトルコ風の音楽を模倣したのでしょうか。それはおそらく、その頃のヨーロッパの音楽が生命力を失い、形式的で刺激のないものになってしまったからに違いありません。すなわち、ヨーロッパの音楽に欠けてしまった溢れるほどのエネルギーを、トルコの音楽に感じたからでしょう。単なるエキゾチシズムではなく、音楽の生命力に感動したからだと思います。イエニツェリ軍楽隊の行進は、華やかで巨大な音量で音楽が演奏されました。そのメロディーは特有の回旋音によって装飾され、ドンドンと鳴る2拍子の規則的なティンパニーのリズムは、人々に行進を促したことでしょう。

このような行進曲を聴くと、人々は何となく浮き浮きします。これはなぜでしょう。強弱のあるリズムを聴くと元気が出るから、楽しくなるから、気持ちがよくなるからでしょうか。現在では、このような行進曲は、運動会やサーカス、パチンコ店など、たくさんの人が集まるところでよく使われます（図2-4）。この時、人は危険を感じるわけでもなく、音楽にあわせて行進するわけでもありません。この種の音楽は、なぜか少し不安も混じった感情と闘争心と興奮とを呼びます。大きな音で、ドンドンと鳴る2拍子の音楽は本来、一定の方向へ進ませる作用がありますが、ここでは気分を高揚させ、人をわくわくさせるために使われています。

各地で催される祭には、太鼓が打ち鳴らされ一定のリズムのうえ

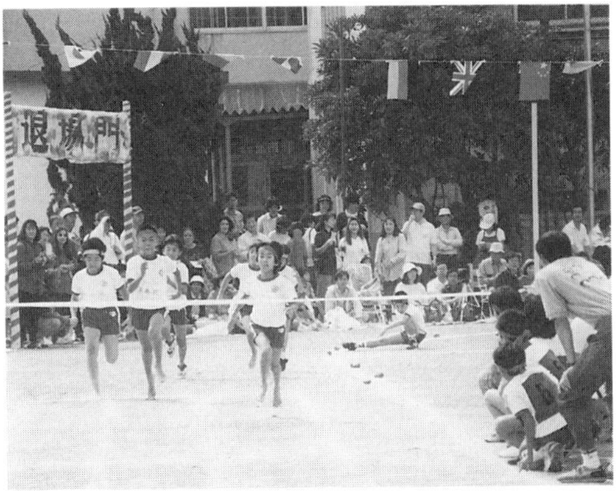

◆図2－4／運動会になくてはならない音楽

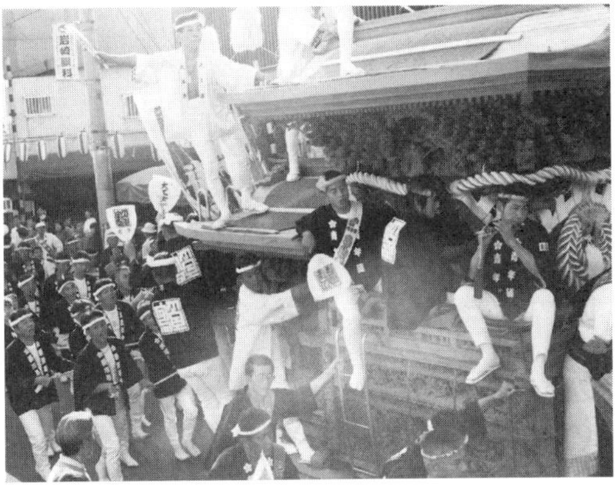

◆図2－5／大阪・岸和田のだんじり囃子

に笛が旋律を奏でます。これは、人々を集め興奮させるだけでなく、これから起こる出来事の前触れや、身体を整える準備のためのものであったり、危険な戦いを予感させたりする意図もあります。

たとえば、岸和田のだんじり囃子《ばやし》（図2－5）や諏訪の御柱祭での太鼓音楽など、一つ間違えば死が待ち受ける行事には、必ず2拍子系のリズムにのった勇壮な鐘や太鼓が打ち鳴らされます。

これは恐怖心を取り去り、反対に勇気をあたえる覚醒と興奮とを呼ぶ音楽といえます。興奮は不安を打ち消し、強くなったように思わせる作用があります。もともと、この単純な2拍子は首狩り族の、人の生死に関わる戦いの音楽でした。

音楽が人間を興奮させるのは、脳のなかに神経伝達物質のモノアミン系が活性化されるためだと考えられています。大きな音を自ら発する人々は、興奮とともに喜びと感じるため活力をあたえられるのです。アフリカの音楽のように、一定のリズムを繰り返しながらそれに複数のリズムが重なると、特定の音とアクセントがぶつかりあって、独特の音響空間が生まれます。このリズム曼陀羅の世界は、ある種の恍惚感や酩酊感もあたえます。それは快感の経験として記憶されるために忘れられなくなるからです。

音楽には、人を動かす秘めた力があります。人の行動や心を変化させる力のある音楽は、ある意味でとても危険な道具ともなります。外界の危険を察知する音は、自ら発する場合には人の恐怖感を拭い去り、闘争心を煽る働きに変わります。この作用には士気を高めるだけでなく、生体の機能も高めます。

サッカーのサポーターやプロ野球ファンの応援する音や声は、選手を励ますだけでなく、スーパーショットやスーパープレイをも引き出す作用があります（図2－6）。これは音刺激によって、選手の神経系を活性化させ、その結果、不可能と思われるような飛躍的な運動を誘発することにつながるからです。このように、身体に働き

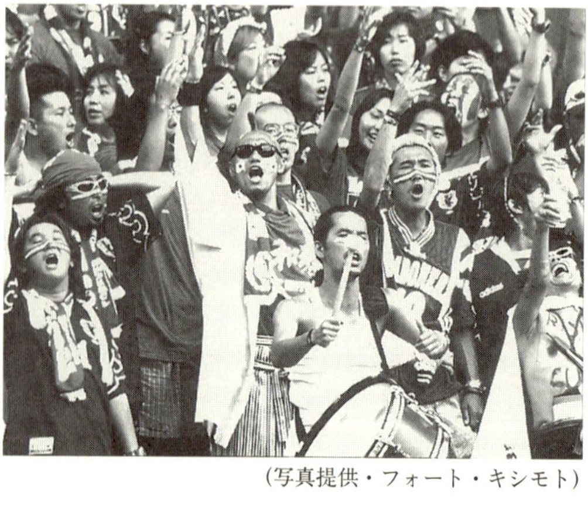

◆図2－6／スーパープレイを引き出す作用もあるサポーターの声援

（写真提供・フォート・キシモト）

かけるタイプの音楽は、ある面で思考力の低下を余儀なくさせますが、動物としての運動能力は向上させます。

いかによい音楽であっても、静寂のなかでスピーカーによる大音響の音楽を聴かされたのでは、苦痛でしかありません。音楽の種類によって人間の身体は様々に変化しますが、特に大きな音で聴かされる音や音楽の刺激は、生死に関わるメッセージであるため、それを長く聴きつづけるには、その刺激を快感として聴き感じさせなければなりません。しかし、聴覚の刺激が強くなりすぎれば、生体へのダメージは大きくなります。ディスコの大音響のなかで踊っている時は興奮して気持ちよく踊っていますが、ディスコの外に出た時、頭はガンガンするだけでなく耳が遠くなったように感じることがあるのは、脳が、わざと聴覚神経を鈍化麻痺させて生体を保護しているからです。しかし、〝麻痺〞といってもこの時、身体はとても気持ちよく感じており、決して喧《やかま》しいとか苦しいといった感情はなく爽快感を覚えています。

この快感はなぜ生まれるのでしょうか。それは自らの意思でディスコへ行く場合、前もって覚悟を決め、興奮を求めているため、それは苦痛ではなくなるのだといえます。

暴走族の発する爆音やロックミュージックの出す大きな音は、当人とそのファンには気持ちがよいものであっても、聴かされる側には苦痛となることも多々あります。

自らの意思で音楽を聴く時は、安全で快い刺激として受け入れ、本来、痛みをとるために放出される脳内麻薬物質は、結果として快感の記憶として変換するシステムをつくり出したのです。痛みを忘れさせる作用がなければ再びチャレンジする気持ちにはなりませんから、そのメカニズムが人の苦痛を緩和し、また新たな挑戦を行う気持ちにさせるわけです。

(2) 気分を変える力のある音楽

① BGMの意味

音楽には、人の気分を変える力があります。たとえば、明るい声で歌われるカンツォーネは食欲を増進させ、イタリア料理や南仏料理を食べる時はとてもマッチします。フランスの高級レストランや名のあるホテルでは音楽は流さず、人々は会話を楽しみながら食事をします。おそらく、ラテン人にとっておしゃべりをすることが、音楽の代わりになるからだと思います。

「食卓の音楽」といえば、テレマンのターフェルムジィークが有名で、これはサラッと聞き流せる曲が大半です。ところが、日本料理の店では、琴や三味線の音が当たり前になっているようで、あまりにも大きな邦楽器の音が流されると、それが耳障りになることもしばしばあります。また、日本のホテルやレストランでかかっているバックグラウンド・ミュージックはクラシックからジャズ、ポピュラーと様々ですが、これらはムードをつくるというよりも騒音を増やしているとしか思えず、音量も大きく不愉快になる場合が多くあります。

バックグラウンド・ミュージックは、仕事の効率を上げたり、気分を明るくさせたり、痛みを緩和したり、心を解放的にしたりする力があるため、美容院やホテル、レストラン、デパート、病院など、ありとあらゆるところで使われています。好むと好まざるとにかかわらず、音の洪水に侵食されているのが現代人といえます。だからでしょうか、その反動として「波の音」や「小川のせせらぎの音」が安らぎをあたえるものとして、CDとなって市販されているのでしょう。

音に敏感になることは、最終的には人を大切にすることだと思いますから、この傾向は悪いとは思いませんが、録音物を聞くことには寂しさを覚えます。自然の音は、本当の自然環境にあってはじめてそのよさが感じられるもので、決してつくりものの人工空間や仮想現実による疑似体験で感じられるものではありません。

②ヒトラーがワーグナーを利用した理由

人間は、音楽を利用して主義主張を正当化しようとさえします。たとえば、ヒトラーはワーグナーを狂信的に崇拝し、ほかの作曲家による自由な表現作品を「退廃芸術である」と決めつけました。彼は、アーリア人の優位性を示そうとする狂信的民族主義を遂行するため、人身を操り戦意を煽り鼓舞するのに効果があるワーグナーの音楽を使ったのです。それは、ワーグナーのある種の音楽が、全体主義的国家を築くうえで、心理的・生理的にある一定の感情と意思を持たせるのに最高の道具であることを知っていたからです。ワーグナーの曲は、うごめく響きのなかに、単純なリズムと一定のパターンが上行する半音階の旋律が繰り返されています。それが興奮と覚醒、そして酩酊を生じさせます。この種の音楽を上手に使って人々を洗脳したのがヒトラーです。

しかし、人間は自由な表現が規制された時、非人間的になります。本来、人間は自由に感じ、それを表現できるから自然なのですが、それを思想や主義によって感じ方を変えるように強制されればストレスが溜まり、人間性も破壊されてしまいます。人々の感性が独裁主義によってコントロールされると、人間は善し悪しの判断もできなくなるほか、猜疑心の塊となって人を恨み、批判し失脚させるだけでなく、平然と人を殺すこともします。

③精神的痛みを除去する力を持つ音楽

さらに、音楽には精神的な痛みを取り除く働きがあります。たとえば、阪神淡路大震災の被災者に対して、精神科医や心理療法士によってカウンセリングが行われましたが、あまり効果を発揮しませんでした。なぜなら、言葉による語りかけは頭でわかっても身体が納得しないからです。激しい肉体的・精神的ストレスは動物レベルでの恐怖と不安の体験から生まれたものであるために、大脳上位の言語操作では癒されないのです。「地震は過ぎ去った、明日の希望に向かって生きていこう」と言ったところで、身体はわからないのです。あの大地震を体験した後、誰もがちょっとした物音や振動でも目が覚めて眠れなくなりました。大地震の記憶が呼び覚まされ、不安と恐怖がよみがえるからです。

しかし、音楽を聴くと気持ちが落ち着きらくになります。なによりも音楽がとてもよい薬となります。不安や不眠を解消させるために飲む薬は一時的に効果はあっても、心の傷までは治してはくれません。

震災恐怖症の人々を癒すのに、音楽はとても有効です。音楽は言語では伝えられない人間の悲しみ、苦しみ、忍耐する気持ち、喜びや幸福感など、経験、体験したことを肉体に直接伝える能力を持っており、人間の情動を左右する人間の身体の最も深い心の部分に優しく語りかけ、静かに苦しみを包み込み、安らぎをあたえるからです。母親が子供を優しくいたわるように、人の生命に直接浸透し、慰め癒すのが音楽のもう一つの力といえます。

パスカルの格言に、「感性には理性の知らないそれ自身の道理がある」というのがあります。この言葉ほど、音楽の存在を的確に表したものはありません。すなわち、音楽は直接、人の身体と会話する言葉なのです。

では、なぜ音楽が人を癒すことができるのでしょうか。その基本になる癒しの原理は、大人になる過程でなくなりますが、赤ん坊のように、泣いている人をみれば悲しくなり、笑っている人をみれば楽しくなる、人間の感情を伝播させる作用と感じとる作用が人間にはあります。人間が生きて行くうえでなくてはならない共感や共有感覚を促す音楽や表現芸術が、この世に存在する理由はここにあるのです。また、人間にとって身体と心のバランスをとる音楽の働きは、困難に立ち向かう意思をもちつづけるためにも必要といえます。

祖国を取り戻す運動を、歌を歌うことによって実現させたバルト三国の一つラトビアは、音楽の持つ力を証明したものです。音楽は決してただの音の楽しみだけではなく、人が人として生きてゆく姿の全体像を映し出しており、健常者も障害者も病人もすべて、生命ある者として生きていることの確認と明日への希望やよろこびを実感させ導くものといえます。

■参考文献

＊郡司すみ『世界楽器入門』朝日新聞社　1989
＊藤井知昭監修『世界民族音楽体系』ボツワナ・ブッシュマン　平凡社　1988
＊クワベナ・ンケティア著、龍村あや子訳『アフリカ音楽』晶文社　1989
＊藤井知昭監修『世界民族音楽体系』カメルーン・フルベ族　平凡社　1988
＊上田紀行『スリランカの悪魔祓い』徳間書店　1990
＊『魔境イリヤンジャ　ニューギニア　3000キロ』テレビ朝日　1996
＊ハンス・ヒックマン著、滝沢達子訳『人間と音楽の歴史』エジプト　音楽之友社　1986
＊川田順造『サバンナの音の世界』白水社　1988

第 3 章

音楽運動療法の実際

Chapter 3

1 パーキンソン病患者の音楽運動療法

(1) パーキンソン病とは

「パーキンソン病とは、中脳（143頁、図4－4）にある黒質緻密層ドーパミン性神経細胞の変性と線条体ドーパミン低下を主病変とする原因不明の変性疾患の一種である」と定義されています。1817年、この病気を発見した英国人医師、ジェームス・パーキンソン（James Parkinson）の名前をとり、パーキンソン病という名称で呼んでいます。

この病気の有症率をみると、欧米白人の人口10万人当たり100～180人、日本では40～70人、さらに黒人では4～10人と、かなり人種によって違いがあります。これは、皮膚のメラニン色素量が異なっているからか、もしくは環境の差異によるものかは不明です。また、都会と田舎の地域による差もないといわれています。しかし、最近、中国の近代化が進むなかで、上海など都市に集まった人々からパーキンソン病患者が多く出ているともいわれますが、その原因はわかっていません。子供の頃、川や井戸の水を飲み、生活していた人が大人になって、都会の上水道の水を飲むことが影響しているのではないかとも、中国では推測されます。

発症年齢は50歳代が一番多く、60歳代、40歳代がそれにつづき、40歳前の発症を若年性パーキンソニズムと呼び、遺伝性で家族内発症が多いとされています。ある程度の年齢をへて発病することから、飲み水や食物の摂取による生活習慣からも発病の因子があるように思われますが、それだけでなく生活する地域や環境も影響している可能性があります。それは排気ガスや環境ホルモンなどの汚染物質が体内に取り込まれて、いつの間にか蓄積され発病するとも考えられるからです。パーキンソン病には、大きく分けて四つのタイプがあります（表3－1）。

◆表3－1／パーキンソン病のタイプ

1．振戦タイプ………………手足がふるえるもの
2．筋固縮タイプ……………筋肉の緊張と固縮があるもの
3．無動症タイプ……………動きが遅くゆっくりしたもの
4．姿勢反射障害タイプ……転びやすくひっくり返るもの

これらに共通してみられる症状は、すり足、すくみ足、無表情、笑えない、声が小さい、聞きとれない、筋肉が動かない、歩き方が小刻みで歩幅が狭い、大きな字が書けない、字を書くと斜めに傾きだんだん小さくなってしまう、食物が飲み込めないなどです。また、自律神経系の症状には、便秘、顔が脂ぎっている、立ち眩《くら》みする、排尿が困難、手足が冷える、手足のむくみなどがあります。さらに、精神症状には、神経質で元気がない、意欲がなくなり自発性もなくなる、幻覚、幻聴、妄想が現れる、痴呆傾向がみられるなどがあります。そのほかの症状としては、身体が傾く、脱力感がある、身体がこわばる、関節が痛む、筋肉が痛む、よだれを流す、指をうまく使えない、目が開けにくい、顔がこわばる、などがあります。

このように、起立性低血圧や排便・排尿障害、体温調節障害、循環機能障害や嚥下《えんげ》困難などがあると、基本的な生命活動ができなくなる可能性が高まります。これらの様々な症状は、ドーパミンの不足や不活性によってもたらされるものです。

しかし、ある年齢を過ぎると人間はすべて老化し、遅かれ早かれパーキンソン病様の動きになってきます。それは人間の老化にみられる現象で、身体全体のエネルギー不足や機能の不活性および不全からくるものと似ています。そのことからも健康を維持するために

必要な運動や精神的充足を得ることが何よりも大切になります。特に、運動の持続や音楽による意識覚醒は、脳内の神経伝達を活性させて快感をあたえます。

(2) パーキンソン病の治療法

パーキンソン病の治療は投薬によるものが主流で、外科的手術や、中脳の黒質にドーパミン細胞を移植する方法も行われていますが、これらは一時的に改善するだけで対症療法でしかありません。

ドーパミンは天然の植物や食品にはないため、L.ドーパという合成された薬物投与による治療方法が主に行われています。健康な人はタンパク質を分解して、いろいろなアミノ酸をつくり出し、そのなかから、各種の酵素を化合することによってドーパミンをつくっています。パーキンソン病患者は、チロシン水酸化酵素が非常に低下していて、ドーパをつくる能力が低いため、外部からL.ドーパを補充しているわけです。

その他、すくみ足や姿勢反射障害が現れたり、意識集中が困難になった時にはノルアドレナリンの補充のためにL.ドプスが投与されます。このL.ドプスはノルアドレナリンの前駆物質で、L.ドーパと同じく脳内に入って症状を改善する働きがあります。

しかし、これらの治療法は薬の使用年数がたつと徐々に効果がなくなり、おまけに多くの副作用をひき起こしたりします。それらの副作用は決して患者にとって愉快ではありません。たとえば、動かすつもりがないのに勝手に手足が動く不随意運動や、幻覚、幻視、幻聴、日内変動（よくなったり悪くなったりが1日内に起こる）、すくみ現象（足だけでなく、発声、発語）、突進現象もあり、消化器系では吐き気、食欲低下、胃部膨満感、精神症状では抑鬱、不眠、幻覚、頭重感、神経症状では口、手、足の不随意運動、味覚異常、視力異常、立ちくらみ、不整脈です。これらの症状は不安をかきたて、精神状態を悪くしてしまいます。このような副作用があると精神の安定が得られません。それだけに、まわりの人々の優しいいたわりと愛情が必要になります。特に看護、介護する人の接し方がなによりも大切です。

2 ドーパミンの働きと神経伝達物質

(1) ドーパミンとは

パーキンソン病患者は、白や黒の模様のついた床だとスムーズに歩けるように、外界から刺激情報がある場合にはスムーズな動作が可能ですが、自分自身で動こうとすると、思うように動けないことが特徴です。これは、運動指令を伝達する神経伝達物質のドーパミンの量が少なくなったため、神経線維への指令伝達がうまくできなくなるからです。そのドーパミンを脳に送り込み、脳内のドーパミン量を増やす目的で広く行われているのが投薬による治療法です。しかし、脳に送り込まれるドーパミンは、脳関門を通って脳内に入るように上手に工夫されてはいるものの、中脳の黒質だけに送られるわけではないので、幻覚などの副作用が出てくることもあります。

ドーパミンの働きには、知的情報を伝えるものと、運動を行う際の情報を伝えるものの二つがあります。考えるに、同一の神経伝達物質が異なった働きをするというシステムは、生体の維持がシンプルで、複雑な神経回路の調整を可能にするため、とても効率的なことといえます。

ドーパミンが不足したり、過剰になったりすると、思考が乱れ、気分が悪くなり、妄想にとらわれるといったことがあるほか、記憶系にも障害をきたします。私たちが運動をする際は、その場の状況

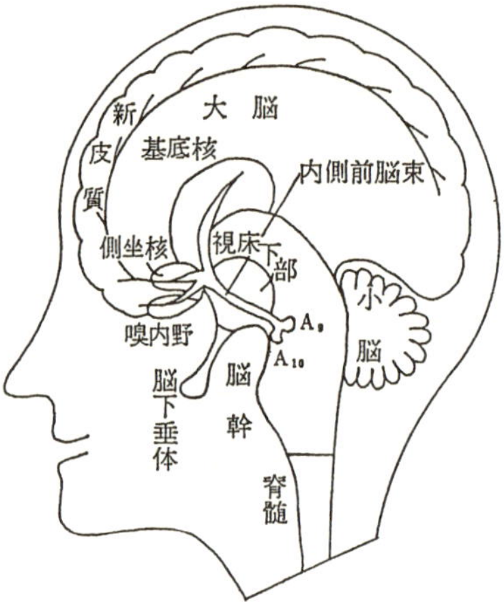

◆図3-1／ドーパミン作動性神経
[大木幸介『心のメカニズム』
紀伊國屋書店、1990]

にふさわしいように、記憶なども対比させて、タイミングやリズム、力の入れ方などを瞬時に判断し、適切に筋肉を収縮・弛緩させています。その行動のすべてを指令する伝達役がドーパミンです。すなわち思考の最も基礎になる部分を働かせる役割を担っているのです。このドーパミンは運動指令系と知的理解、認知、記憶系の二つの神経系に働いていますが、その神経系をＡ９、Ａ10系（25頁、図１-２）と呼んでいます。この二つの神経系が連動することで、今、何をしなければならないかを判断し、行動するのに必要な情報を「記憶から引き出し」、「いかに適切に行動するか」の二つが同時に行えるのです。先にあげたパーキンソン病の症状をみれば、運動性と認知性の障害を起こすドーパミンの不足と不活性によるものであることがわかると思います（図３-１）。

パーキンソン病患者は、内からの指令伝達がうまく機能しないために、身体を動かせないのです。それは、記憶している行動や動作が思い出せないために、運動を指示する指令系統が働かないからだと考えられます。音楽やトランポリンの刺激は、人間にもともと備わっている生命維持に必要な脳のドーパミン作動神経系を活性化することになるために、身体が動き、動かせるようになるのでしょう。しかし、身体を動かしているのは多くの神経伝達物質と神経機構であり、ドーパミンがすべての神経系を機能させているわけではなく、ノルアドレナリン、アセチルコリン、ガンマ・アミノ酪酸（ＧＡＢ

A）神経ペプチドなどの神経伝達物質が、それぞれの神経細胞で働いています。それらすべてのバランスが保てて、運動や知的活動を行うことができるのです。

たとえば運動する場合、黒質の神経細胞からドーパミンが放出され、次の神経細胞へ伝えられるとアセチルコリン、およびＧＡＢＡ神経が働き、次々と神経伝達物質が働き、運動を行う筋肉にまで各種の神経細胞と神経伝達物質が使われて、人の運動が可能になります。ドーパミンは、この神経伝達物質のアセチルコリンの働きにブレーキをかける働きがあり、反対にアセチルコリンが増えると筋肉が固くなり動きを止めてしまいます。筋固縮が起こるのは、このアセチルコリンを抑えるドーパミンが不足したためと考えられます。

(2) 脳内麻薬の働き

私たちに快感をあたえる物質は、脳内麻薬とも呼ばれるもので、これにはエンドルフィンやエンケファリンなどの神経伝達物質があります。これらの脳内麻薬は、情動系と運動系に働き、記憶に照らしあわせる海馬（149頁、図４－９）との連携によって自分にとって好ましいもの嫌なものを判断します。そのため、快感とは五感を通じて知覚された記憶が優先されるため、育てられた環境や条件が大きな差となって表れます。

いずれにしても、音楽を聴いたり踊ったりする運動は楽しく、人に快感をあたえます。この時、脳内ではエンケファリンが活性しています。エンケファリンはドーパミンの働きを数十倍に拡大、活性化する作用があり、結果としてドーパミンを活性する状態にします。そのため、音楽を聴きながらなら自然に動けるようになるのです。

薬物による生体のコントロールは医者の匙《さじ》加減で決まりますが、音楽運動療法では、患者自身の自然治癒力を高めて神経系のバランスをとれるように仕向けているといえます。薬物療法の効果はある一定の期間しか期待できず、５年も経つと薬が効かなくなるため、できるだけ少なめに処方し、長く効果を維持できるようにする必要があります。そのためにも適度な運動と音楽によって生体の活性化を図る音楽運動療法は有効です。私は、この療法があたえる生体への刺激が、投与する薬の成分と共通していることに注目し、驚いています。

さらに、音楽と運動の楽しい経験は身体の免疫系にも働き、快感を得ることは生体防御機構も活性化します。すなわち、音楽や適度の運動によるエンドルフィンやエンケファリンの快感物質は、ガン患者の免疫を司るT細胞の防御反応を増強したり、別の抗体産生を制御する働きや血中オピオイドペプチドがナチュラルキラー細胞の活性を促すことなどから、音楽刺激と運動刺激の相乗効果によって展開される音楽運動療法は、快感と喜びの経験を生み、その記憶と繰り返されるセッションが生体の健康維持に役立つことがわかります。

3 パーキンソン病患者への接し方

重度のパーキンソン病患者は、自力で立つことができませんし、歩くことも困難です。それはドーパミンが少なく、自分で動けないために寝たきりになってしまい、それが長期にわたる寝たきり状態をつくり出します。そのため身体全体の衰弱、すなわち、循環器系や呼吸器系をはじめ、筋系の拘縮を余儀なくさせてしまいます。健常者でも、1週間ベッドに寝かされると起立性低血圧や筋肉の衰えのために立つことが難しくなってしまいますから、パーキンソン病患者のように、動けないから動かない、動かないから動けないといった悪循環を繰り返すと、当然寝たきり状態になってしまいます。

家族が患者に動くように勧めても、患者自身の運動制御能力が低下しているため、自分でも動きたいのに動けませんから苛立ちだけが残ります。気持ちとは裏腹に、まわりの人に対しても恨みや憎しみの感情さえ芽生えてきます。そうなる前に患者の気持ちを理解して接する必要があります。

まわりの人々、特に家族や介護、看護する人の接し方が重要です。具体的には言葉遣いです。言葉によって病気が進行する場合もあれば、反対に改善する場合もあります。望ましい言い方と、決して言ってはならない言い方を表3－2にあげます。

◆表3－2／パーキンソン病患者への悪い言い方と、望ましい言い方

a. この人は心も身体も固いのよ！ ──→ ハーイ、身体の力をぬいてらくにしてー。
b. なぜ動けないのかねー！ ──→ ゆっくり動いてみましょう、あわてずにー。
c. しっかり歩きなさいよ！ ──→ そうそう足が出ていますねー。
d. チョコチョコ歩かないで！ ──→ 大きくかかとを前に出しましょーう。
e. いつもふるえてるんだから！ ──→ ふるえてもこわくありませんよー。
f. モグモグ言わないではっきり言って！ ──→ ゆっくり息を吸って口をあけてー。
g. 何言ってんの、わかんないわよ！ ──→ できるだけゆっくりとね、そう話しましょー。
h. 聞こえないわよ！ ──→ ハーイ、聞こえてますよー。

このように、言葉遣いを変えるだけでよい励ましになるだけでなく、確実に動きもよくなります。命令口調にならず、できるだけ肯定的に優しく言葉を掛け、少しの進歩でもほめるもことが大切です。患者は、自分の意思でそうしているわけではないのです。現象に表れている結果をすべて否定的に叱りつけられては、患者の自尊心は打ち砕かれ、何もしたくないようにさせてしまいます。

病気による様々な症状や薬の副作用についても、しっかりと説明し、幻覚や幻聴、また、妄想などにも驚かず、「大丈夫ですよ」と励まし、不安を共有する態度で接することが大切です。厄介な病気だと思っているのは、家族ではなく患者本人ですから、患者の立場で考え、感じとる優しい心遣いを持つことです。

４　パーキンソン病患者の音楽運動療法の治療原理

(1)　音を聴きながらの「動作」の意味

トランポリンの上下運動によって活性化された脳は、流れている曲を自分の身体の調子とあわせて意識し、聴く習慣をつけます。音を聴きながらの動作や、まわりの状況に注意を傾けることが、すでに身体全体の協調動作と意識集中を促しているといえます。私たちの生活行動は、驚くほど複雑な協調運動をしています。

たとえば、新聞を読みながらコーヒーを飲んだり、歩きながら定期券をポケットから取り出し、それを改札機に入れ、出てきた定期券をつかみとり、ポケットにしまったりします。この一連の動作を行うことは、パーキンソン病患者にとっては難しいのです。

この協調運動や動作を再確認し、身体が思い出す、または、覚え直すセッションが音楽運動療法です。ボールを投げたり、受けたりしながら歩くことは、日常の生活ではありませんが、このような動作は日常生活でも時々行っています。急に前を歩いている人が止まったりした時、ぶつかりそうになってそれを避けるといったように、予想しない状況から、身を守る動作を無意識に行っています。この

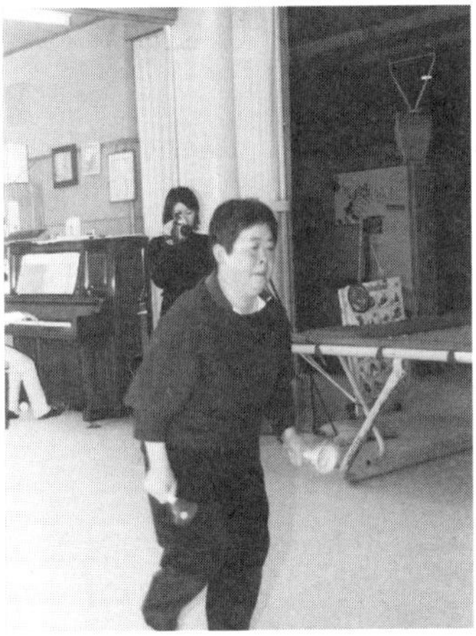

◆図３－２／音の出る軽い楽器を持って歩くパーキンソン病患者

ことに人はあまり気がついていません。そのため、歩きながら、様々な方向から飛んでくるボールを受けたり、リボンを回すといった、音楽運動療法で行う動作は、一定の運動をしつつ別の反射機能を高め、運動の制御を行わせる練習となります。この「意識して行動すること」と、「自動的に運動を行う神経系の両方を働かせること」とは、随意運動発現の指令システムである直接経路と間接経路の両方を活性化させることにつながります。

タンバリンやハンドベルを持って歩かせる行為は、外界からの音情報を聴き、それにあわせて歩き、その音を発する自分の運動動作を意識する状態をつくり出し、運動指令と運動の発現、その結果としての協調運動の制御を、身体で体験し獲得する活動を行っていることになります（図３－２）。

(2) 感覚刺激は記憶と関わる

神経は急に成長することはできないものの、毎日の練習によって運動機能は向上します。それはスポーツや音楽演奏の能力の上達をみてもわかります。そして、ある程度習熟すると、意識せずに手が動き足を動かして上手にボールを蹴ったり、難しい楽器の演奏ができるようになったりします。私たちは、ふだんあまり意識しないで行動しているなかには、実はロボット以上の複雑な動きや思考を行っています。そのなかには、必要に応じて感覚記憶を変換して行動するといったバックアップ体制が整えられています。

たとえば、夜、停電のため明かりがつかなかったりした時、暗くて見えなくても手探りでトイレに行ったり、部屋への移動ができます。これは、一定の期間その家に住むことで、家具や間取りなどの身体内地図が、触覚などの感覚記憶と兼ね合わされてつくられているからです。この時の脳は、より多面的な感覚記憶を呼び覚まして、暗いなかでの操作と制御によって行動をコントロールしているといえます。

5 パーキンソン病患者の「歩行」に向けてのプログラム

歩行ができないパーキンソン病の患者に対しては、①抗重力姿勢とその保持、②重心移動と前後左右の体重移動、③ダンス、というような段階を踏んで、最終的には自力歩行を目指します。その具体的方法について述べます。

(1) 抗重力姿勢とその保持

健康な人にとって、布団やベッドから起き上がることは簡単なことですが、パーキンソン病が進行している患者には難しいものです。そこで、ベッドから自力で起きることができない人でも、介助されてやっと起きられる人であっても、歩かせるには、身体を立たせる必要があります。それには、坐った姿勢から立つ練習をします。以下にその手順を述べます。

a．介護者は患者と正面から向き合い、患者の両手を介護者の首に回すように促し、自分の両手を患者の背中にぴったりと指を広げて、肩甲骨の下あたりに置きしっかり支える（図3-3）。

b．患者の頭を前傾させながら、背中を手前に引くようにしつつ手を下から上にさするようにし意思を持たせるように働きかける。

c．患者が 立てたら、背中を下から上へさすってマッサージをしながら背中を伸ばさせる。寝たきりの状態は、たいてい背中が曲がり、血行も悪く身体も前に傾いているので、「立てましたね」と声をかけながらさすってあげる。

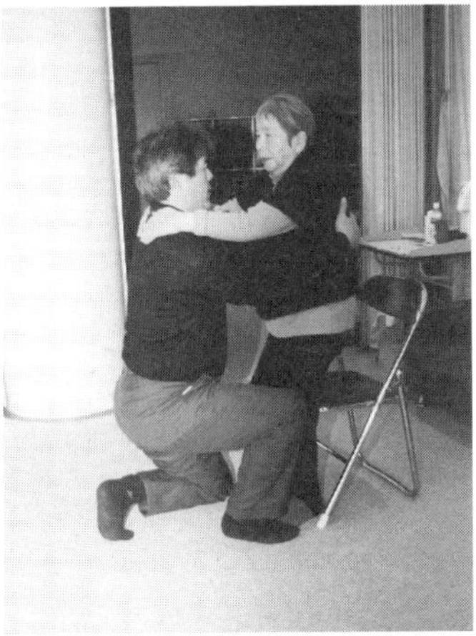

◆図3－3／立位保持の練習

d．頭が後ろに反ってしまう時は、両脇から回した手を患者の後頭部にまで伸ばして前に傾ける。この時、「力を抜いて、身体を全部あずけてもいいですよ」と声をかける。しっかりと身体が支えられていると、安心して次の指示に従ってもらえる。

(2) 重心移動と前後左右の体重移動

パーキンソン病患者の場合、体重を片足にかけることが大変困難になっている場合があります。そこで、歩行の前段階として、足裏に意識をさせ、また体重移動を怖がらずにできるようにするために、以下のような内容を行います。

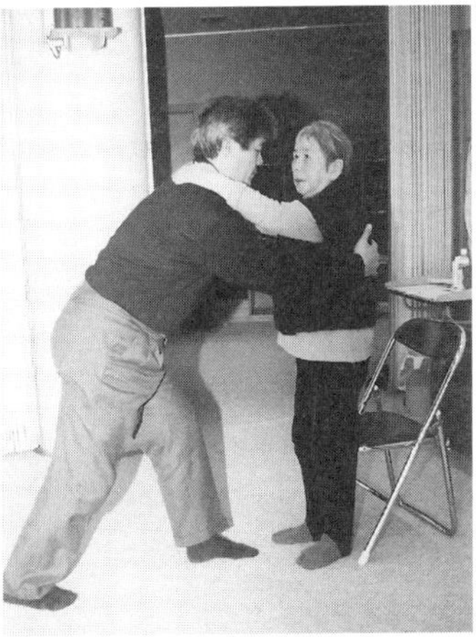

◆図3－4／歩行の練習

a．身体をまっすぐに立たせた後、足を左右に少し開かせ、体重を左右に移動させる練習をする。その次に、足を前後に開き、前後に体重を移動させる。

b．前後・左右の体重移動の練習を繰り返すうちに、患者を支えていた手がらくに感じられるようになったら（それは、患者自身が身体を起こし移動を行うなど、自分で身体のコントロールをしてきたためである）、患者の足を前後に開かせ、「さあ、前へ歩きますよ」と声をかけて介護者は後ろ向きのまま歩く。この時、背中に回した両手はしっかり患者を支える（79頁、図3-4）。ここで一度でも倒れたり、転んだりすると、その患者は二度と「歩こう」という気持ちは起こらないので、失敗は許されない。

c．ゆっくり、慌てず、患者の歩幅に合わせて少しずつ歩く。「1！　2！　3！　4！」と声をかけ、数を数えながらリズミカルに一歩一歩、着実に歩く。時々「いいですねー」と褒め言葉をかけながら歩かせるようにする。

このようなプログラムができるようになると、患者は、「自分は、まだまだできるのだ」と自信を持つことができます。この自信が治療のエネルギー源となり、自分の意思で身体を動かそうとさせる中枢神経から末梢神経への働きかけともなります。この積み重ねが音楽運動療法の治療原理でもあります。

(3) パーキンソン病患者の歩行の進め方

パーキンソン病患者は、筋系の調節が上手にできない神経疾患ですが、それ以上に、自分の身体感覚が感じとれないでいるといえます。特に体重の移動や重心の移動感覚がわからないため、どこにどう身体を持っていけばよいかの見当がつかないでいると思われます。

パーキンソン病患者の歩行練習は、体重移動と重心移動をいかに再体験、再修得するかにかかっているといえます。そこで、最終的には、ダンスができることを目指し、次のようなプログラムで歩行のできるように進めます。

①歩行介助の仕方

バランスよく直立姿勢が保持でき、上手に歩けたと思えた時、背中に回していた手を両手の肘あたりまで移動させ、そのまま手をとって一緒に歩きます。もちろん状態によっては、片手だけを持って、横から患者を支えて歩ける場合もありますから、患者の能力にあわせてサポートするとよいでしょう。

しかし、ここで大切なことは、療法者は、患者に不安をあたえるような急な動きをせずに、できるだけ自然に、そしてスムーズに身体を動かすようにすることです。その注意を怠らず、片手だけの介助から、患者を持っている手を少しずつ離したり、摑んだりすることを繰り返して、最終的には一人で歩けるようにもっていきます。決して怖がらせてはいけません。自信をあたえ、励ましながら「ホラ歩けますよ！　しっかり歩いていますよ！」と声をかけることが、持続して歩こうとする意欲を育てます。

②凸凹道や坂道を歩く練習

歩けるようになっても、まだ不安定で倒れそうな姿勢になることがありますから、先ほどの背中に手を回したポーズで床に足をつけたまま、前後左右へ身体全体を傾けるセッションを時々組み込みます。これは重心移動の感覚を思い出させるだけでなく、姿勢反射を活性化することにもなります。

この練習をする時は、患者の状態をみて、背中に手を回したポーズで行うか、両手を持つポーズで行うかを判断します。さらに、傾斜台を使って後ろ向きに歩く練習や、物を持って歩行するのもよい練習になります。

これらによって、平地の歩行だけでなく、凸凹道や坂道の上り下りの歩行も上手にできるようになります。

③ダンスへの到達法

歩行のプログラムの最終目標は、ダンスが踊れるようになることです。ダンスは、パーキンソン病の患者に限らず、意識障害の患者にも極めて効果があります。

それは、抗重力保持と重心移動を使わなければ、音楽にあわせて

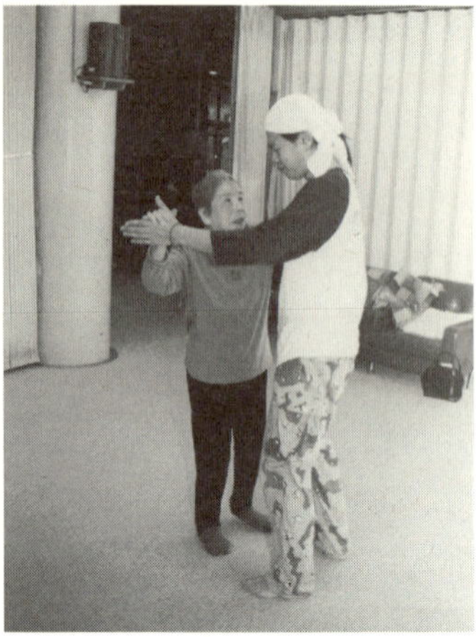

◆図３-５／パーキンソン病患者の最終目標であるダンス

ダンスは踊れないからです。ダンスは、「リハビリの訓練をする」といった雰囲気がなく、自然に身体を動かすことになり、その結果、歩行が上手になっていきます。今、パーキンソン病の患者にとって、最も必要な機能維持と回復の方法は、歩行とダンスを組み合わせた音楽運動療法だと思います。

直立姿勢がとれ、重心移動ができるようになれば、音楽とあわせて左右に揺れながら体重移動をさせるチークダンスでもよいのです。もちろん、向かい合って社交ダンスを踊るように、左右の足を前または後ろに移動させつつ、体重移動を感じながら１、２、３と声を出して踊るのもよいことです（図３-５）。

人間が「立つ」ということは、精神的にも実存的な意味からも人間として自立するか否かの大きな意味を持っています。一人で立って歩くことは、大きな喜びとなり、独立した思考を展開するうえでも重要なことです。

患者の歩行にあたり、一番大切なことは、「自分にもできる」という自信を持たせることです。その練習に、音楽を利用することは、言葉と違って患者の心のなかに直接入り込めるため、やる気と自信を高め、生きる力をあたえることにつながります。

❖パーキンソン病患者のすり足を直す方法❖

パーキンソン病患者は、階段を上がる時は意外にスムーズに足を運びます。これは視覚的に段差を意識して片足に体重を乗せた状態になっているため、一方の足を上げる動作がらくに行えるからです。

そこで、この状態の練習を平地ですることが、すり足を改善することにつながります。

まず、左右どちらか一方の足に体重を乗せ、もう一方の足を前に高く上げる練習をします（図３－６）。この時、この高さまでと手で膝を前方に上げる場所を患者に指示します。

療法士は患者に体重を支えている足と、前へ上げようとしている足の両方を意識させるように、「膝を高く！　しっかり立って！」と声をかけます。すると自然に体重のかかった足と、運動を指示する自分の意思との協調性や連結が意識され、「運動をコントロールしている」という実感が得られます。

これら抗重力姿勢保持や立位から歩行練習に至るセッションには、患者の気分や身体の状態にあわせて、音楽運動療法士がゆっくりしたテンポの音楽や、快活で生き生きした音楽など、その日の患者の様子を見極めながら音楽演奏します。もちろん、歩く速度にあわせて曲を変化させ、浮き浮きと足を上げたくなるような音楽演奏にします。

歩行に適した代表的な音楽としては、「煙が目にしみる」や「ティーフォートゥー」ですが、患者の身体の調子や運動にあわせて音楽を演奏するのは決して簡単ではありません。音楽と動きをあわせることは患者の意識を集中させ、また心理状態も変化させます。音楽運動療法士の、自分にあわせた演奏は患者にとって、世界を共有し、共通の喜びを持てる人に出会ったような感じにさせます。

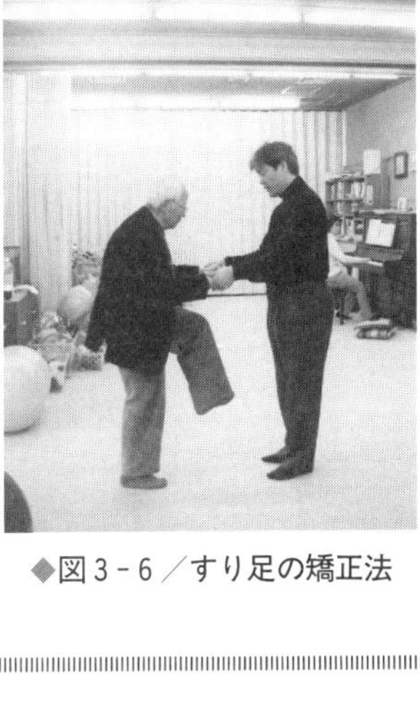

◆図３－６／すり足の矯正法

Column

❖パーキンソン病患者のすくみ足を直す方法❖

パーキンソン病の患者がスムーズに歩けないのは、身体の動かし方を忘れたのではなく、「１歩前に足を踏み出すきっかけがつかめないからだ」といったほうが当たっているでしょう。足を前に出すことができないすくみ足は、「どちらの足を出したらよいのか迷っている」、「両足に体重が乗ったままで、片足に体重が乗せられない」ために生じるようです。

歩くこととは、一方の足が自由に動かせる状態でなければならず、別の一方に体重がかかっていなければそれはかないませんから、今どちらの足に体重がかかっているかを知ってもらう必要があります。

それには、視覚刺激による方法として、赤や白、または黒のリボンを杖の先につけて、それを目印にして歩くこと（図3-7）や、介助者が横から足を患者の前に突き出し、それをまたぐように患者に指示して歩いてもらうことです。こうすると、難なく足を前に出すことができます。これは、目の前にある小さな障害を避けようとする動作が、足を出すきっかけとなるからです。

さらに、音声刺激として、「右足、左足、１！　２！　３！　４！」などの号令やウォークマンを聴きながら歩いてもらうことも有効です。「右！　左！　１！　２！」の掛け声やメトロノームのリズムを録音したものも利用できますが、そればかりではつまらなく、疲れてきます。反対にそれがストレスになりますから、好きな音楽を使ったほうがよいでしょう。たとえば、「鉄腕アトム」など一定した２拍子の音楽や行進曲がこれに適しています。

実際に、ウォークマンを使って歩くことの実験もしましたが、療法中に患者が急に歩くのを止めた時があり、「なぜ止まったの？」とたずねたところ、「曲と曲の切り替わり時に無音の状態があったから」と答えられたことがありました。また、ウォークマンを戸外で使ったところ、「信号が赤になっても、足が止まらなくて困った」という、嘘のようなほんとうの話もあります。

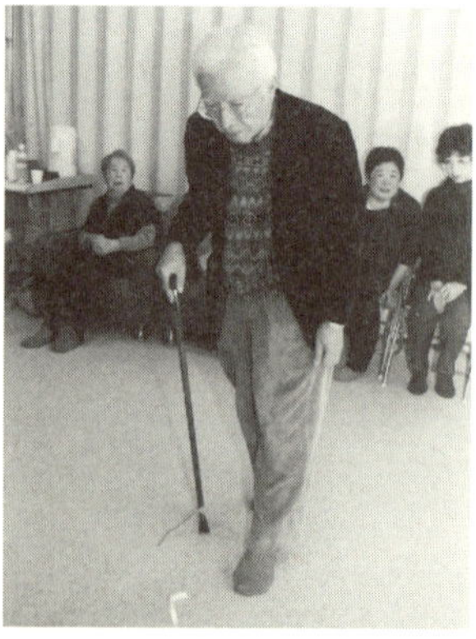

◆図3-7／すくみ足の矯正法

今後、音楽の好みも考慮して各自の歩行にあわせたテンポやリズムを強調し、その人にあわせた音楽録音物を作成し、役立てられればと考えています。将来、このような調査や録音物の作成をする職種は、音楽運動療法士だと思います。

6 パーキンソン病患者へのトランポリンの上下運動と他の運動

(1) パーキンソン病患者がトランポリン運動を行う意味

抗重力姿勢でトランポリンの上下運動を行うことは、患者のやる気を起こさせる起爆剤となるものです。

患者がトランポリンを何度も繰り返して跳ぶうちに、跳ぶことそのものが自然になり、自動的に身体が反応し、姿勢制御の能力が高まります。そうなると、まわりの状況を判断したり、人の動きに関心が持てるようになります。つまり、このように、無意識の動作に意識的な動作を加えるトランポリンの上下運動は、患者にとって知らず知らずのうちに、高度な機能訓練を行っていることになります。

この「運動」に、「音楽」が同時に加わると、人の意識状態はとても気持ちのよいものになります。科学的にそのデータを出すには困難な問題がありますが、最近では、脳波や自律神経系の変化をコンピュータ解析することでわかるようになりました(第5章、196頁)。

音楽のリズムやアクセント、そして、ハーモニーがトランポリンの上下運動とぴったり合い、動かしている手や足が音楽そのものと思えるほどマッチしている時は、「フワーッと空中に浮き上がって無重力状態」に似た感覚になります。この現象は、長距離走者やマラソン走者の感じる「ランナーズハイ」と同じものかもしれません。

音楽や音の刺激と運動神経系には気持ちをよくさせ、快感をあたえる報酬系が重なり合っているため、両方の刺激がうまく合わさると特別の快感が生まれるのでしょう。この気持ちよさを一度経験すると、それを身体が覚えて、記憶としてインプットされます。

パーキンソン病患者の年齢から考えると、トランポリンに乗ることは、初めてジェットコースターに乗った時のようなものかもしれません。少々の危険が興奮と緊張を呼び、それを上手にすり抜けると、今までの恐怖心は吹っ飛び、充実感と快感、自信が残ります。その快感の繰り返しが結果として機能の回復につながるのです。

(2) 重度のパーキンソン病患者に対するトランポリン運動への進め方

①始める前に

トランポリンによる上下運動が「患者のやる気を起こさせる起爆剤となるもの」ですが、そのためにも、患者を怖がらせないように、慎重に、かつ楽しくなるように進めなければなりません。

たとえば、患者をいきなりトランポリンに乗せたりしては、「病気で動けないのに、そのうえ私に何するの！」と強い不安感や不信感を抱かせてしまいます。そこで、「トランポリンは気持ちいいのよ」とか「跳ぶと楽しいのよ」と、乗せる前に言っておくことです。

トランポリンのまわりには、不測の事態に備えて、人を配置しておくことはもちろん、状況を見守る介助者は、患者が急にバランスを崩して倒れたりしても、素早く対応できるようにします。それには、患者をすぐに助けられるような位置にいて、もし、患者が倒れたり、つまずいて転んだりした時は、何よりも患者の頭を守るべく、頭に手をやって保護します。また、万全の態勢を整えていても、急に電話がかかってきたり、訪問者が来たりすることがありますが、このような場合、そのまま運動をつづけるか、いったん運動をストップして患者を休ませるかします。今何が一番大切かを、つねに判断して行動決定をしなければいけません。

②実施法

重度のパーキンソン病の患者の場合、自力でトランポリンに乗れないので、まず患者の車椅子をトランポリンの近くに寄せ、二人で患者を抱えてトランポリンに乗せます。そして患者には足を投げ出して坐らせ、患者の背中にクッションを挟み介助者が後ろから抱えます。あるいは、患者の前にも介助者が向かい合って乗り、患者をサンドイッチにして一緒にトランポリンに乗ります（図3－8）。

この状態で、周囲からトランポリンを押してもらうわけですが、患者は、後ろから支えられているため、倒れることもなく安心して坐位姿勢のままトランポリンに乗って、バウンドに身をまかすことができます。介助するほうも、患者と同じ揺れを感じられるので感覚世界を共有し、共感できます。

③ふさわしい音楽の選択

音楽運動療法士は、上下するトランポリンにあわせて適当な音楽を演奏します。曲目は患者の好きな曲、またはスイングするスタンダードナンバーを使います。患者の年齢によっても変わりますが、私は、「戦友」、「高原列車」、「りんごの歌」から、「ユーモレスク」、「スケーターワルツ」、「ラーラのテーマ」、「サテンドール」、「イッツ・オンリー・ペーパームーン」、「センチメンタル・ジャーニー」、「セントルイスブルース」などをよく使っています。

④介助者、および音楽演奏者の留意点

介助者は、トランポリンに乗っている患者が「疲れていないか、

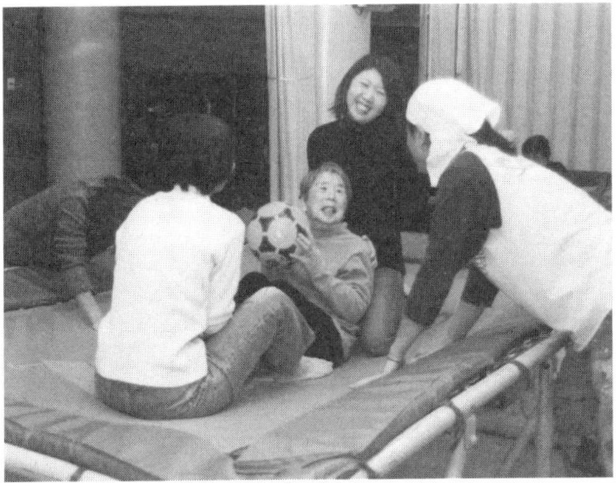

◆図3－8／患者をサンドイッチにしてトランポリンに乗せる介助者の二人（重度のパーキンソン病患者）

気分が悪くなっていないか」など、様子を観察しながらトランポリンを押します。激しく揺らしたり、倒れるまで揺らしたりすることは絶対にしてはなりません。時間は、患者の様子をみて判断しますが、約7～10分して2～3分休み、その後に7～8分ビーチボールなどの軽いボールを受けたり投げたりします（図3-9）。もちろん、坐位のままでトランポリンを跳びつつボール投げをします。

また、患者によっては、直径30～40cmのフィジオボールに坐らせたまま、トランポリンを跳んだほうがよい場合があります。この方法は、車椅子に乗りつづけて腰が固くなっている患者や、あまり元気のない患者に使います。その補助の仕方として、膝立ちの姿勢で前から患者の両膝を摑み、患者の手を前の介助者の肩に置き、後の介助者は患者の肩を押さえて跳びます。これを前、または後ろからの介助者のみで行う場合もありますが、その選択は患者のバランス能力をみて決めます。

⑤トランポリンの上下運動の後で

パーキンソン病患者が、これらの方法で上下運動をした後、トランポリンから降りて深呼吸をし、休憩とします。この時、患者の緊張をとり、リラックスさせるために穏やかな音楽を演奏します。

そして、最近の様子の話をしつつ音楽にあわせてマッサージをし

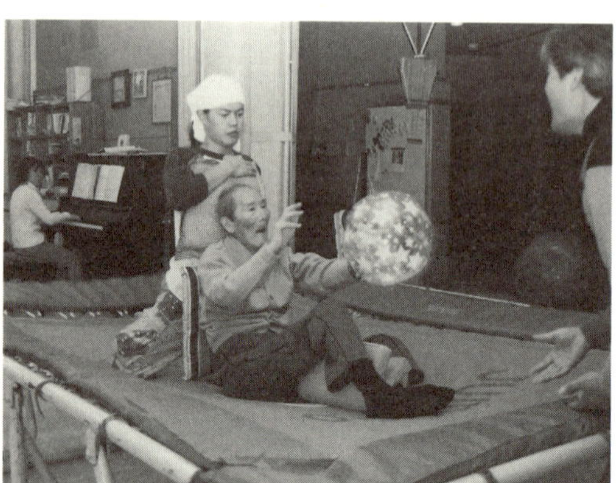

◆図3-9／トランポリン上、坐位でビーチボールを捕球する重度のパーキンソン病患者

ます。足の裏のツボ、「湧泉《ゆうせん》」と呼ばれるところや、手の親指と人さし指の間のツボ、「合谷《ごうこく》」を押さえ刺激します。このツボは自律神経系を刺激するため身体の緊張やストレスを取るのに有効で、胃の状態をよくするともいわれています。また、足首を回したりマッサージをしたりすることは、筋肉をほぐすだけでなく、療法者との親密度を高めよりよい信頼関係を築くうえでも重要なことです。

また、患者をうつ伏せに寝かせ、手の甲を頬に当てて顔を横にした姿勢のまま、療法者は患者の足の屈伸をします。左右の足首を持ち、膝を中心にしてかかとを尻のほうに向けて曲げますが、決して強く押したりしてはいけません。足の筋肉がすでに緊張していたり、固縮している場合が多く、痛みをあたえてしまうからです。この水平姿勢での屈伸運動は、トランポリンやフィジオボールでの上下運動によって呼吸器系が活性化される結果、酸素摂取を増大させ、循環機器系は全身の筋肉をはじめ脳にも血液循環を送ります。そのまま頭への血流量を増やし、ドーパミンなどの神経伝達物質を脳へ送る働きとなります。

この屈伸運動のほか、仰向けに寝て、左右の足を交互に高く上げる運動や膝を曲げる運動を行うと、その後の立位の姿勢や歩行が簡単にできるようになりますし、小字症（字を書くとだんだん小さくなってしまう症状）で字が書けなかった患者がすらすらと大きな字が書けるようになります。療法全体の時間は約30分が適当で、動きがよくなったからといって、それ以上運動をすることは、過労を招くことになります。

⑶ 立位可能なパーキンソン病患者の例

①始める前に

立位可能な患者であっても、安全面への配慮は、重度の患者に対する場合と同じです。慎重にかつ楽しく、やる気が出るような温かな雰囲気のもとに実施します。

②実施法

比較的元気な患者の場合であってもトランポリンに乗る際には、腰に手を添えたり、手を持ったり支えたりして、階段を無理なく上げ、安全にトランポリンが跳べるようにしてあげます。そして、後ろから腰に手を当てて支える者と、前から患者の両手をしっかり握った者とで跳ぶのが安全です。あるいは、この時、一人だけが前から患者の手を持つだけで安全に跳べる場合もあります。立位によるトランポリン上での運動は、患者の手をとって向かい合い一緒に跳びます。この時、足を左右に開き、重心移動の時と同じように、右、左に体重を移動する練習をします。上下動にあわせて「右、右、左、左」と指示しながら右に2回､左に2回体重を移動させる練習をした後､さらに､「右、左、右、左」と1回ずつ移動させる練習をします。

左右の体重移動の次に、足を前後に開いて同じ要領で前2回、後ろ2回、そして1回ずつを前に出す左右の足を変えて行います。この時、両手に感じる患者の様子から一人でバランスよくトランポリンが跳べるか否かを判断し、できるようならボール投げやリボンを回しながらの上下運動に入ります（図3-10)。これができる患者には、ハンドベルやタンバリンなどの楽器を持たせ、これらを鳴らしながら、一人でトランポリンの上下運動をします。意識して動くことと、意識しないで勝手に動いてしまっていることの、両方を経験する機会を増やすほど、機能回復になります。上下運動に加えてボールを投げたり受けたりする運動は複

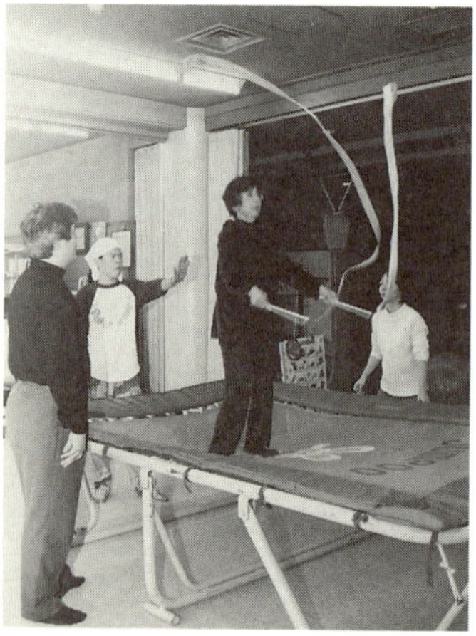

◆図3-10／トランポリン上でのリボン回し（立位可能なパーキンソン病患者）

数の運動ですが、その運動に意識的な反応による行動制御の練習をする方法があります。たとえば、患者がトランポリンを跳びながらボール投げをする時に、外からボールを投げる療法者が「右でーす、左でーす、上でーす、下でーす」と掛け声を発しながらボールを患者に投げます。患者が指示に対応して身体を動かすことは、ボールを見て反応するのとは異なり、空間位置の言語による意識と判断力をつける作業でもあります。それだけにボールを投げる者の正確さや適切な掛け声の発し方が重要になります。

③ふさわしい音楽の選択

立位姿勢が保持できる患者の場合、上記のトランポリン運動にあわせて演奏する音楽は、重度の患者とほぼ同じでよいでしょうが、患者の好みを十分にかなえてあげることはいうまでもありません。

④介助者、および音楽演奏者の留意点

立位可能のパーキンソン病患者に対して、運動ができるといっても決して患者を煽るような音楽演奏をせず、介助者は患者の様子を窺い、運動も決して無理のないように心がけなければなりません。およそ5～6分のトランポリンによる上下運動を行った後、適当な時間(約2～3分)、身体を左右に揺らすだけの動きにし、この時の音楽はリラックスさせる曲を選びます。

同時に介助者は最近の身体の変化について問い、足の指が曲がってくるとか、手が震えるとか、食事が喉を通りにくいとかいった訴えをよく聞き、あせらず落ち着いて対応する方法を一緒に考えます。「足の指は暖めてマッサージしましょう」とか、「ゆっくりと大きく手を動かしましょう」、「食べ物を小さくして食べてみましょう」といった助言は患者を安心させます。そして状態がよければトランポリン、もしくは床上での縄跳びや、歩行しながらのボール投げ、ダンスなどの療法を行います。

Column

❖パーキンソン病患者の「仮面様顔貌」の音楽運動療法❖

パーキンソン病患者の場合、それが進行していくと、顔の表情がなくなって、仮面のような変化のない顔つきになるという特色があります。大体は、目がふさがってしまいがちで顔の筋肉がだらっと落ちたようになります。これは、ドーパミンの枯渇によって、顔の表情をつくる表情筋を動かすことができなくなるからで、顔の表情はもちろんのこと、声を出すことにも不都合の生じることがあります。それは、ドーパミンの不活化によって、声帯や腹筋などの筋系がゆるむからです。

そこで、先にあげた歩行練習や、トランポリン運動のセッションの最中に、後方に身体を反らせて天井を見上げたり、左右を見たりする動作を行います。たとえば「大きく目を開けてー、天井を見て！」と声をかけたり、「右の人は誰でしょーう、言ってくださーい」と発声を促したり、「左を向いてー」「右上を向いてー」「左上を向いてー」と指示をあたえながら、今度は「頭を上にー」「頭を下にー」「ハーイ天井を見てー」(図3-11）と繰り返し練習します。もちろん、トランポリンの上下運動にあわせて行っても、床の上で行ってもよいのですが、首や頭を動かすためにバランスが悪くなりがちなので、両手でしっかり患者の肩を持つとか、後ろから患者を支えるといった配慮が必要です。

何回も天井を見たり、左右を見たりしているうちに目がパッチリ開き、顔の表情が豊かになり、笑みさえこぼれます。特にトランポリンの上下運動とあわせて行うと、その効果は抜群です。

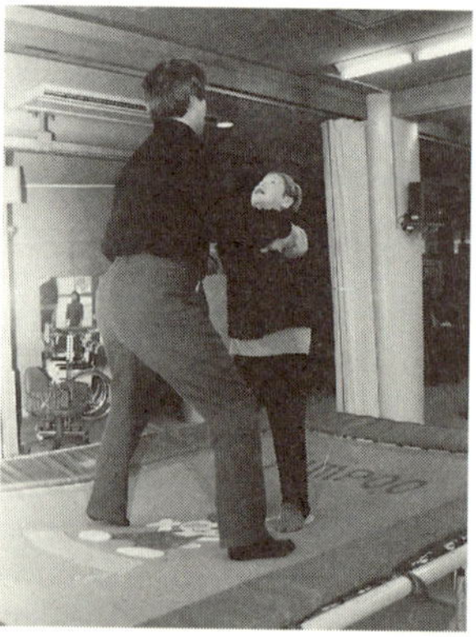

◆図3-11／トランポリン上で身体を反らせて天井を見るパーキンソン病患者

なぜなら、上を向いている時は重力が瞼にかからず、トランポリンの上下運動に伴って、天井が目の前に近づいたり離れたりするという視覚刺激があり、それが意識の覚醒を誘発するからです。横になっている時に目を開けるのと、立位の時に目を開けるのとでは目の筋肉の使い方が違います。反対に逆さになった時にはさらに重力が逆に働き、目が開けやすくなります。

このことからも重力と筋肉活動についての研究が必要になります。それだけでなく、重力と身体の内部で起こる生理変化を研究する必要があることを痛感します。

❼ パーキンソン病患者の在宅療法

(1) トランポリンの代用としてのフィジオボールの意義

トランポリンは大きいため、在宅での使用は困難といえます。そこで私たちは、子供用の円形のトランポリンを使用したことがありますが、上下の振幅が狭く（あまり上下に弾まないうえに）、パンパンと跳ね返されるスプリングの強いものが多いため、あまり適しているとは思われませんでした。

現在では、その代用としてフィジオボールを使用しています。在宅での療法は、人手を必要とせず、費用のかからないのが条件になりますから、このボールを使った療法は、それをある程度可能にするもので、しかも便利だと思います。

このボールは、トレーニングジムや体操クラブ、リハビリセンターなどで健康維持・増進の目的で使用されているものと同様のもので、大人が無理なく腰かけられる大きさと弾力性をもったゴム製のボールです（ボールの大きさは数種類あって、価格は1個5000円前後です）。

(2) フィジオボールを用いた音楽運動療法の行い方

①ボールの選び方と実施方法

まず、患者を椅子に坐らせ、床から膝までの長さを測り、その長さよりも直径が5cm長いボールを選びます。ふつうは、30～40cmの直径のものになると思いますが、そこに患者を坐らせて上下運動を行います。

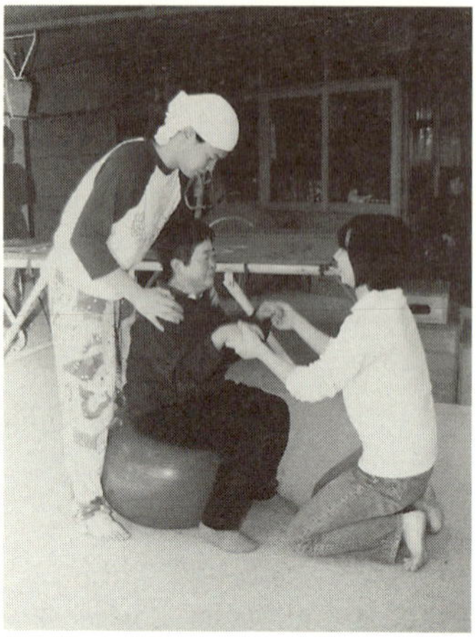

◆図3-12／フィジオボール上で、療法者の両手を握り、支えられる患者

介助の仕方は、先のトランポリン上での方法と同じです。療法者は膝立ちの姿勢で前から患者の腰を摑み、ボールに坐っている患者を、ボールのバウンドを利用して上下に動かします。この時、患者は向かい合った療法者の手を握り、上下する際、倒れないようにバランスをとります（図3-12)。この方式は、トランポリンに乗った時の感じと違い、上下動の回数が多く、振幅も狭く速く上下します。この上下運動の最中、療法者は患者に「顔を上げて、天井を見てー、前を見てー、左を見てー、右を見てー」と声をかけて指示します。

そのほか、「1、2、3、4」とか、「パンパンパンパン、ピンピンピンピン、プンプンプンプン、ペンペンペンペン、ポンポンポンポン」といった破裂音を発音させます。「たちつてと、なにぬねの、まみむめも」なども、「タンタン、ナンナン、マンマン」のように発音させる発音練習は、日常の生活のコミュニケーションをとるためにもよいことです。

「たかが、発声」と読者は思われるかもしれませんが、発声はとても難しい運動の一つなのです。パーキンソン病患者は声を出して意思を伝えることもままならなくなっているのです。

しかし、この姿勢での上下運動はあまり長くすると疲れますから、3分位して1分休み、また3分上下して1分休みを2〜3回繰り返した後、患者を床にうつ伏せに寝かせ、患者の手の甲を頰に当て、顔を横にさせた姿勢のままで、患者の足の屈伸運動を行います。

②フィジオボールを使う療法での音楽

在宅では、運動にあわせて音楽を演奏するということは難しいため、CDやテープなどの録音物になるわけですが、フィジオボールでの運動は、トランポリンの上下運動と違って、前方から補助する人の手によって上下運動を制御します。幸いにして、それが音楽にあわせて自在に上下させることを容易にさせ、在宅での療法が可能になります。

曲目は、軽快なスイングジャズやスタンダードナンバー、ポップスなどの楽しく浮き浮きする曲が適しています。しかし、これは好みもありますから、これがよいとは決められません。患者にとって気持ちよくなるものが適しています。

運動の後、聴く音楽は静かで落ち着いた音楽、つまり映画音楽などのムードのあるものがよいでしょう。もちろん、クラシックでも、童謡や演歌、琴や三味線、長唄など、その人の好むものならなんでもよいと思います。

歩行運動にあわせた音楽としては、マーチ風の曲、たとえば、「鉄腕アトム」や「三百六十五歩のマーチ」などの2拍子系の音楽がよいでしょう。比較的軽度な患者の場合、これらの運動はすべて一人でできると思いますが、フィジオボールの運動では倒れて怪我をしないように、手すりや柱を持って上下運動を行ってください。

③体操などの身体運動の行い方

うつ伏せでも足の屈伸運動は危険がありませんが、あまり激しくやらないように心がけてください。患者の病態は様々ですから、体操や運動はできる範囲で行うことです。自己流の体操でもよいと思いますし、すでにある体操、たとえばラジオ体操やテレビ体操、そして最近放映されている椅子に坐ったままの体操などもよいでしょう。もちろん、庭や公園での体操、ボール投げ、可能ならば縄跳びなど、屋外での運動もよいと思います。しかし、運動しすぎないようにして、体力を温存するように心がけてください。

これらの運動の介助や介護は、家族のほか、訪問看護婦や介護福祉士の協力を得て実行するのがよいと思います。

④趣味を生かそう

患者の趣味をできるだけを生かすようにします。たとえば、観劇や音楽鑑賞、楽器演奏、絵画展、植木いじり、デパートめぐり、ハイキング、スポーツ観戦、パソコン操作など、患者の体調や天候などを配慮して、可能な限り本人の意思を尊重し、家族も一緒になって楽しむようにしたいものです。

8 意識障害者の音楽運動療法

(1) 意識障害について

重度の意識障害の場合、ほとんど脳幹および脳深部領域の損傷によるものであり、大脳皮質の認知障害とは異なる覚醒障害といえます。脳幹部が機能しなければ、当然、大脳上位の認知機能も働きませんが、様々な刺激が大脳に伝えられる前に視床下部を中継点とする「視床下部賦活系」と、情動や記憶に関わる「大脳辺縁系」と「扁桃体」で情報処理が行われます。すなわち、外界からの刺激の意味を、扁桃体による好き嫌いのフィルターをとおして記憶を呼び覚まします。脳動脈瘤破裂や脳出血後、一般的に意識レベルは低く、外科的治療としての開頭血腫除去によって意識が回復すればよいのですが、橋《きょう》部分が出血した場合など、損傷部位によっては手術ができない場合があります。脳幹の出血や梗塞は、上行性脳幹網様体賦活系を直接障害しているため、高度な意識障害を起こしますから、命は助かっても回復がみられない場合もあります。

このような遷延性意識障害の患者は、自分で身体を動かせないため、寝たきり状態になります。この状態は、人間の脳機能を含めた身体の運動神経系はもちろん、循環器系、呼吸器系、自律神経系のすべてが活動停止状態にさせられ、そのために徐々に身体の機能が低下、退化してしまいます。

それだけに、生体に無理がなければ、病状をみつつ、積極的に覚醒を促す音楽運動療法を早期に導入することです。それは身体の機能の退化が起こる前に実施することで自然治癒力を高め、意識覚醒を早めるからです。

(2) 意識障害者への音楽運動療法の治療原理とその方法

音楽運動療法は、抗重力姿勢を保持しながらトランポリンによって上下運動を行うことで脳幹を刺激するもので、これによって患者の意識覚醒と意識の集中力を回復させることにあります。

トランポリンによる上下運動は、意識中枢を司る脳幹を直接刺激するため、患者にとっては大きな環境変化をあたえます。上下運動をさせると、患者は、まず目を開け、顔を上げ、首を立ててまわりを見回します。これは、無意識のうちに姿勢反射および平衡覚、前庭覚を働かせることになります。すなわち、患者の四肢には振動が伝わり、トランポリンに接した部分や患者を支える療法者の手が身体に触れることで触覚によって体幹が刺激されるほか、前後に頭部が揺れるため、内耳の三半規管と耳石器の平衡感覚器が電気信号となって、頭の位置や方向などの情報が脳幹から小脳に送られ、それが感覚神経路から上行性脳幹網様体賦活系を活性させます。

この時患者は、空間での位置確認をするために目を動かすという動眼反射も促進されますが、この反射も脳幹で調整されています。同時に、音や音楽の聴覚刺激も聴神経を介して直接脳幹に伝わりますから、脳幹への刺激が増加します。声や音、そして、音楽は情動に働きかける作用と、喜びや悲しみの感情と様々な思い出が含まれているため、複雑な人の感情や記憶を呼び覚ませることにもなります。患者は、それまでの生育歴で個別の音楽体験を持っているので、音や音楽を聴くことによって、それらにまつわる記憶回路が刺激され、海馬や記憶に関係する大脳辺縁系が活性化されます。

この音や音楽による刺激は、大脳皮質に投射する視床下部賦活系を刺激するため、脳全体の刺激となり、意識の覚醒を高めます。これらの刺激は生理的にはノルアドレナリンやドーパミンなどのモノアミン系神経伝達物質の活性による覚醒を促しているのですが、それだけではなく精神的な安らぎや筋系の緊張を緩和したりするＡＣＴＨ（副腎皮質刺激ホルモン）の分泌や、反対に弛緩した四肢に運動機能を回復させたりする働きがあります。これらの刺激が、上手に患者の気持ちにあわされ展開されると生理的に快感を伴うため、患者は喜びの感情や生きようとする気持ちを知らず知らずに持つようになり、自ら機能の回復に必要な生体の調整をしようとします。この患者本人の意思、すなわち、中枢神経系から末梢神経系に指令しようとする、機能回復訓練システムがこの音楽運動療法の治療原理といえます。ここに、理学療法的な強制訓練とは大きな違いがあります。

⑶ 意識障害者への音楽運動療法の実際

音楽運動療法を行うにあたっては、事前に患者の反応や意識状態を調べておく必要があります。それには、五感の有無を中心に、以下のような方法で行います。

１．足の母趾裏側のつけ根は、脳幹部に刺激をあたえるツボだといわれており、ここを強く押さえることで、痛覚があるかどうかをみる。これによって、意識の回復の可能性をある程度判断することができる。ツボを刺激しても、足を引っ込めなかったり、足を動かさなかった時は、すでに神経が切れているか麻痺していると考えられ、この場合には、立位や歩行に向けてのプログラムを組むことは困難となる。しかし、足の刺激に対して顔をしかめたり、不満そうな声を上げたりした時は、意識の覚醒や歩行への望みがあると判断できる。

2. 腕、手、足、肩など、経絡のツボを刺激することで麻痺の有無を確認する。これらの刺激によって、たとえば、腕を曲げたり、足を押しやったり、手を握ったり、あるいは、嫌がって手を払うなどの動きがあれば、麻痺はないと判断できる。
3. 酒やウイスキー、ビール、コーヒー、ワサビ、辛子などで味覚を刺激したり、香水やハッカ、アンモニアなどで嗅覚を刺激したりする。特に患者の好きなもの、かつて好きだったものに対する反応を調べる。
4. 音、金属音、太鼓の音、楽器の音など、急に発せられる音や様々な音源に対する反応から、聴覚の機能をみる。また、それらの楽器を手にとろうとするかなども調べる（これは、意思発現を実行する能力を知るという意味がある）。
5 文字ボードをみせ、自分の名前や事柄を指差して意思表示ができるか（言語認識力）をみる。
6. 自分の好きな歌を聴くと患者はその歌を歌おうとするか（発声と発話能力、聴覚能力）をみる。
7. 家族の声を聞いたり、話しかけると泣き出したりするかなど、感情失禁の有無を調べる。
8. 特定の人をみようとしたり、テレビをみている時、映像を追視しようとしたりするかをみる。
9. 喜劇をみたり、おもしろい話を聞くと笑うかを調べる。

⑷ 意識障害者の「立位から歩行」へのアプローチの前に

重度のパーキンソン病や、脳卒中後の長期にわたる寝たきり状態にあった患者を立たせて歩かせることは大変難しいことですが、それにも増して、意識障害者を立たせて歩かせることはもっと困難なことだと思われます。

しかし、このような患者であっても、介助者が適切に支援をすれば、立位姿勢の保持や歩行は決して不可能ではありません。従来、理学療法によるリハビリテーションでは、本人の意思がなければ、立位姿勢の保持や歩行訓練を行えないものとされていました。そのため、ベッドサイドで拘縮予防の訓練は行っても、意識障害者のリハビリテーションは、意識が戻ってからしか行われなかったのがほとんどです。

これに対して、音楽運動療法では、患者の意識を覚ますために、まず立たせ、脳幹への刺激をあたえ、それを持続させようとします。今の世の中は、少ない労力で効率よく、いかに目的を達成するかに重きがおかれ、人手と時間のかかることはあまり行われていません。人間が感情のない機械であれば、それでも問題はないでしょうが、感情すなわち心があり、その心と身体との微妙な関係の上に一体と成っている人間は、「効率」一辺倒で生きているわけではありません。

物理的な抗重力姿勢が、人間の意識に大きく影響していることはすでに述べましたが、その立位や坐位を器械で補助することに加え、そのまわりに人が関わらなければ患者の意識を戻すことはできません。それには、患者の人生における個々の体験と経験を知っている家族や友人の協力が必要不可欠です。生命ある自分を意識できない患者を、家族や友人以外、誰がその意識を回復させることができるのでしょう。患者の人生は、身近な人々とともに築き上げられたものですから、その人たちがいなければ、患者は意識を呼び覚ますことはできません。それは、薬でも器械でも、どんな名医でも無理な時は無理です。

人には不思議な能力があり、反応を示せなくても患者は、まわりの意思を感じているのです。家族が必死になって患者の名前を呼び、起こそうとしなければ生きようとしないのが人間です。

意識障害者の覚醒において大切なことは、家族や介護する人々の熱意と努力があって初めて成功するということです。

(5) 意識障害者への音楽運動療法の手順と基本技術

意識障害の患者をトランポリンに乗せて、上下運動にあわせて生の音楽演奏を行うわけですが、それには、患者の様態を十分に配慮して行わなければなりません。患者の様態によって介助の方法も、演奏する曲も異なります。その患者にとって、激しく上下するトランポリン刺激がよいのか、ゆっくりと上下する刺激がよいのかを判断します。それには、血圧や血液中の酸素飽和量、心拍数、体温、疲労の度合いや褥瘡《じょくそう》（床ずれ）の有無によって、坐る位置や体勢を変化させます。場合によって褥瘡の患部を避けて姿勢を変えたり、柔らかいクッションを置いたりして、フィジオボールに乗せた状態で上下運動を行います。

このような特殊な場合は別として、基本的には療法者が前と後ろから患者をはさんで、坐位または立位で抗重力姿勢保持をしながら、トランポリンで上下動を加えるわけです。しかし、その姿勢保持の仕方は、患者の状態と身体の大きさやカニューレ装着の有無によっても変わってきます。これら療法を行うにあたっては医師がつねに立ち合います。全体の療法時間は30分ですが、以下、一般的な手順を記述します。

1．患者を車椅子からトランポリンに乗せる。この時、バスタオルを使って患者を移動させるほうがよい。それは、患者をらくに運べ、患者にとっても特定の部分が引っぱられることなく身体全体を持ち上げられ、身体が滑り落ちることもなく安全だからである。

2．患者をトランポリンの真ん中に膝を立てて坐らせる。患者の前に向き合って坐った療法者は、患者の曲げた足を前から両手で押す。または、膝を自分の胸で前に押して手は患者の腕を摑む。後ろにいる介護者は、立て膝もしくは立って、手で患者の背中を前に押して支える。

3．この状態で、まわりにいる人々がトランポリンを上下に押す。もし、患者の頭が前のめりになったり後ろに反り返ったりした場合は、頸椎保護やカニューレ接触による気管保護のため、前後どちらかの療法者が頭をまっすぐに支える。それも難しい時は、頭を支えるためだけに、もう一人介護者がトランポリンに乗る。

4. トランポリンの上下動は、最初3～10分程度行い、3～5分休み、さらに3～10分間ほど行う。この間、家族や友人、医者、看護婦、療法者は患者の名前や愛称を呼ぶ。
5. トランポリンの上では上下動にあわせて、原則として患者の好きだった曲や思い出のある曲、たとえば結婚式で歌った歌や、カラオケでいつも歌っていた歌などを家族から聞き出しておいて演奏する。みんなで歌うと、患者も一緒になって歌うこともある。
6. 上下運動の最中にハンドベルやマラカス、ボンゴなどの楽器を患者の手に持たせる。そして、休んでいる時にも、これらに興味を持つか、あるいは自分で演奏しようとするかなどの反応をみる。ほかに休憩中だけでなく、上下運動をしながらも腕や足、そして手を動かすリハビリ運動を行う。可能な患者の場合には、ボールを持たせたり、投げさせたりもする。音楽の演奏が変わると、患者の動作が変化したり、表情が変わったりするのかを注意深く観察する。
7. 休憩中はトランポリンに仰向けに寝かせ、その姿勢で、静かで柔らかく、人を包み込むような雰囲気の優しい曲や音楽を聴かせる。またその時、音楽にあわせて手足のマッサージを行う。たとえば、ショパンの「ノクターン」、シューベルトの「アンプロンプチュ」、ドビュッシーの「アラベスク」、フランシス・レイの「白い恋人たち」、シャンソンの「バラ色の人生」、「愛の賛歌」、フォスターの「夢路より」や「五木の子守歌」のような童謡もよい。
8. トランポリン上でも車椅子上でもよいが、患者に匂いをかがせたり、好きな食べ物を口に入れてみたりして反応をみる。そして、食べようとするか、飲み込もうとするかなど嚥下《えんげ》や咀嚼《そしゃく》の能力をみる。咀嚼と嚥下の能力をみるにはスルメが便利で、これは、スルメを噛むうちに唾液が出てきて、そうするとそれを飲み込もうとするからである。
9. 患者の状態がよければ、トランポリン上で立位になり上下運動も行う。ただし、この場合は、坐った時以上に介助が難しくなるので、①

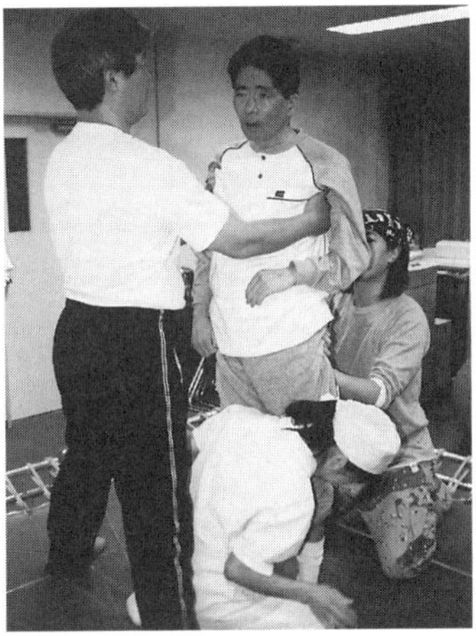

◆図3-13／トランポリン上の立位の意識障害者を支える三人の介助者

患者の前から両手で肩を持つか、または、脇の下から背後に手を回して抱えて立つ介助者、②坐ったままで患者の前から膝を摑み、後ろへ押す介助者、③後ろから患者の殿部を前に押す介助者の合計三人が必要となる（図3-13)。

この姿勢での上下運動が最も効果的な脳幹刺激になる。しかし、拘縮した足は尖足ぎみですから、左右の足を逆ハの字に開いてトランポリン上に立ち、上下運動を行う。これはアキレス腱が伸ばされ、トランポリンが上下に振幅するため、拘縮した足首のリハビリテーションとなる。床での立位、歩行の助けになる最も重要なセッションである。

10. 療法の後、すぐに感想や気持ちを聞いてみたり、ひらがなの文字盤をみせて、それを指で指し示せるかなど、意思表示ができるかを確かめたりする。また、好物の名前や物の名前が発音できるか、声が出なくても唇を動かせるかを調べる。会話ができなくても、目の動きや瞼の動かし方、追視や関心の有無などは、よく観察すれば目の輝き具合からもわかる。

11. 言葉でのコミュニケーションができなくても手を握ったり、放したり、「じゃんけんしよう」と声をかけると、グーやチー、パーを手でしてみせるので、これによって言葉を理解しているかどうかを知ることができる。患者は表現手段を失ってはいても、動かせる身体の一部で意思をあらわそうとするので、よく観察する。

(6) 意識障害者の「立位と歩行」に向けたリハビリテーション

意識障害者に対する立位と歩行に向けたリハビリは、以下のような順序と要領で行います。

①患者の脇の下から両手を胸に回し、背後から抱えた介助者が、身体を密着させて患者を立たせる。そして、患者と向かい合った介助者は、積極的に、しかも人手をかけて歩行を試みる。立て膝をついて患者の膝を前から後ろに押す。大抵の患者はアキレス腱が縮み、尖足ぎみになっているので、足を左右に開かせ、踵を床面に着きやすくする。場合によっては、足先を床に押し着ける介助者と、膝を押す介助者の二人が必要になり、また、患者の体重が重い場合は片足ずつ担当するため、前からの介助者は三人が必要になることもある。

②立位姿勢を保持することが長くできる患者ほど意識の覚醒が進むが、この姿勢はリハビリテーションの立位台でできるので、ここでは患者の足を片方ずつ前に送り出す練習を紹介する。まず、重心を片足のどちらか一方にかけ、反対足の膝を曲げて前に引っぱり床面に着地させる。これを繰り返して左右に揺れながら前に歩く。この時、まわりから患者の名前を呼んだり励ましたりする。この間、勇気や意欲を高める強いビート感のある音楽を選び演奏する。多くは2拍子系のリズミカルなものがよい。時間は5～7分程度行う。

③歩行練習の途中での休憩時には、車椅子には乗せず、フィジオボールに坐らせて休ませる。この時、患者の足は床に接地させ、両膝は前の介助者が押さえる。また、後ろの介助者が患者の肩や腕を両手でしっかりと摑み、倒れないようにする。介助者の人数は、患者の体重や状態にあわせて増減する。この時、再度、五感刺激などによる覚醒状態のチェックをする。時間は3～5分程度。

④必要に応じて、患者の坐高にあわせて選んだフィジオボールを使い、上下運動を先に行った後、立位姿勢保持と歩行の練習にもっていくのもよい。その方法は、ボールの上に坐らせた患者に、ボールのバウンドを利用し、身体が上に弾んだ瞬間に立位の姿勢をとらせる。この上

下運動は、トランポリンに乗せられない褥瘡（床ずれ）のある患者などの場合にも有効である。これは、患者の意識覚醒と歩行に必要な筋系の回復を徐々に促すので、人手はかかっても在宅の療法として使える。ただし、この方法は患者にも施行者にも負担になるため、時間は７～10分程度にする。

《留意点》

これら一連のセッションは、患者にとっては体力の消耗が激しいので、患者の身体状態をつねに観察しながら行います。呼吸の仕方、顔色の変化など、外見上の変化はもちろんのこと、血圧や血中酸素飽和値などをいつでも測れるよう、状態をチェックする器材を用意しておきます。

また、酸素吸入器や吸引器も準備しておき、緊急事態を招かないように心がけます。このセッション全体の時間は休憩を含めて、20～25分が限度です。

(7) 意識障害者へのフィジオボールを使った特殊セッション

カニューレを装着した患者の場合、上下運動による頭の前後の揺れが気管へのダメージになる可能性があるので、それを避けるために頭が前に倒れないように支えていなければなりません。この状態を維持しての上下運動は、タイミングをあわせるのがかなり難しく、気管への刺激が強くなりすぎて、患者は咳込むことになります。それが、あらたな呼吸器系の障害を起こしてしまうことのないように注意しなければなりません。痰の溜まりやすい患者や咳込む患者には大きなフィジオボール（直径120～130cm）を使ってのセッションが可能です。以下、その方法と留意点を紹介します。

①フィジオボールに患者を仰向けに寝かせ、首があまり後ろに反り返らないように、ボールの上に枕やクッションをおく（患者の身体はボール全体に乗せられて「大の字」に寝かせられた状態）。この状態で前後

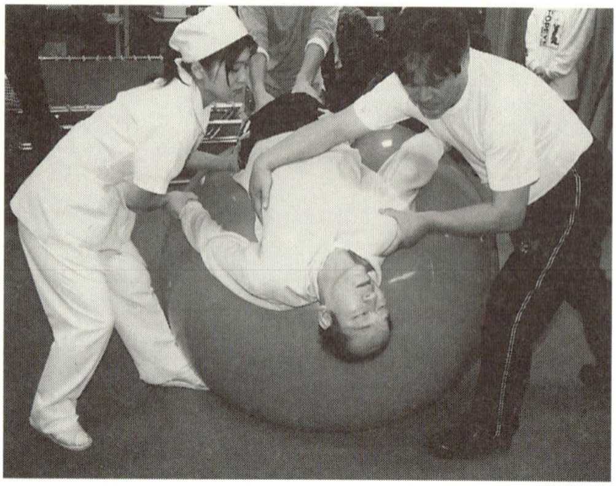

◆図3-14／患者を仰向けで「大の字」に寝かせ、前後左右に揺らすセッション

左右に患者を揺らし、身体に刺激を与える（図3-14)。この姿勢は、動眼神経系や平衡感覚器を刺激するため、目を開けたり、驚いたりする表情が出てくる。

②次に、この姿勢のまま、足の踵《かかと》が床に着くところまで身体を弓なりに移動させる。介助者は、寝ている患者の頭の後ろから足のほうに向かって、ボールにしがみつくように身体を密着させ、患者の頭を自分の肩に乗せ、頭と頭が交差するように逆V字の姿勢をとる。そして、両手を患者の脇の下から通して、患者が滑り落ちてこないように腹の上で手を組んでしっかり抱え、この状態で上下運動や左右の足への重心移動の練習を行う。ほかの介助者は、患者の膝と足を支える係をする。この姿勢での動きで注意しなければならないことは、膝をしっかりボール側に押すこと、足を少し開いた姿勢で踵《かかと》を床から離さず押さえておくことである。この方法は患者の頭が首から喉に倒れることなく、カニューレへの刺激も少なくなり、咳込む患者や痰の多い患者には負担をかけずに上下運動ができる。この姿勢は、患者の顔と介助者の顔が交差しているため、療法中に患者が発声すれば、すぐに聞き取ることのできるのが利点である

③さらに、発声を促す方法として、同じフィジオボールに患者をうつ伏せのまま「大の字」に寝かせ、足と身体を押さえて腹ばいのまま上下させる（図3-15)。すると、腹にかかる身体の重みが腹筋を押さえた

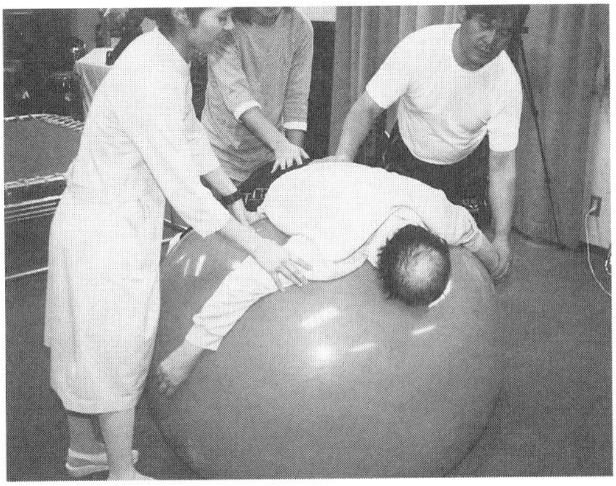

◈図３-15／フィジオボール上に患者をうつ伏せにして上下させるセッション

り、離したりするため、「フウア、フウア、ウッ、ウッ」といった声が出てくる。もちろん、この姿勢は内臓に疾病のない患者やカニューレを装着していない患者、腹部にＤＣＳなどの埋め込み器具のない患者を対象に行う。

④①の動きをうつ伏せでも行う。途中、足を床に着けて、前にボールを抱えた状態で立たせる。この時、膝はボール側に押し付け、足首をしっかり固定する。そうでなければ患者は崩れ落ちてしまうので、介助者には、患者の背後から両手で患者を抱える介助者と、前からボールを患者側に押す介助者、そして、足を押さえる介助者の３人の連携プレーが要求される。反対にボールを背にして立つ場合も膝と足首を持つ介助者が左右の足に一人ずつ、踵を床に着けたまま膝をボール側へ押しつける。前からも患者を抱き抱え、後ろからはボールを患者に押しつけてバランスをとる。下半身が固定されると上半身は安定するので、比較的、長く立位の姿勢がとれる。

　このボールを背にした姿勢は、拘縮ぎみの身体を伸ばすのにもよく、ボールの軟らかさと弾力性が患者を傷つけることなく、危急反応を呼び込み、覚醒に向けての刺激が効率よく行える。また、足の裏から、膝の関節、大腿筋の伸縮などの刺激が脳幹にまで伝えられるため、脳の神経系が賦活される条件を備えている。もちろん、これらすべての運動に、患者の好みにあわせた音楽演奏を加える。そして、家族も一緒に患者を励ます。

⑤患者をボールに乗せるにはタオルケットを使ってもよいが、車椅子から直接、ボールを抱えるような体勢で身体を前に倒して乗せることもできる。この方法では、患者の両手を持ち上げ、左右両方から介助者が肩に担ぐようにしつつ、前のボールに乗せなければならない。降ろす時は、後ろ向きにして立たせ、そこに車椅子をおくようにすれば、らくに患者を坐らせることができる。

⑥ボール上での「仰向け」と「うつ伏せ」の体位交換は、介助者が肩、もしくは両手両足を摑み、身体を反転させるのにあわせて、身体の反転側と逆にボールを転がすとらくにできる。この時、注意しなければいけないのは、患者の肩を痛めないように位置を確かめて回転させることである。

⑦もう一つ激しい上下運動を行うのに便利な方法は、このボール上に患者を坐らせて行うことである。この時、患者の姿勢を支えるために、患者に向き合う介助者が患者の両肘を両手でしっかり持ち、横にいる介助者は患者の首がまっすぐになるように頭の前後を押さえ、背後の介助者は患者の腰を持って上下させる。

⑧トランポリンに小さいフィジオボールを乗せて、その上に患者を坐らせて上下運動をする方法は、介助者ともども上下に動くため、バランスをとるのが難しくなるが、刺激としてはかなり強いものとなる。介助者による患者の姿勢保持の仕方は、パーキンソン病患者の方法と同じだが、意識障害者は自分で身体を保持できないだけに、その姿勢保持には注意が必要となる。介助者は患者をトランポリン上のフィジオボールに坐らせ、立て膝もしくは坐って、患者の頭をしっかり左右の手で持ったまま、両膝を自分の腹に密着させ、前に押す。自分も一緒に上下するので、安定した姿勢ができなければならない。この姿勢がとれない時は、患者の頭だけを支える介助者が前にもう一人立って補助し、坐っている介助者は患者の膝を両手でしっかり摑み前に押し出す。後ろの介助者は足を開き、患者の坐高にあわせて立ち、脇の下から腕を持ち上げるようにして抱えながら上下する。この時、自分の腹部に身体をもたれさせて上下する。トランポリンを押すまわりの介助

者は、患者の足首をしっかり押さえて、移動しないようにする。

この方法は、カニューレ装着患者には刺激が強すぎるので行わないほうが無難かもしれませんが、介助者が熟練してくると上手に無理なく行えます。

(8) 意識障害者に使用する音楽・音

①音楽・音の選び方

意識障害者に使用する音楽は、基本的には患者の好きだった曲や思い出のある曲を選びます。それは患者にとって、その音楽が情感を伴って様々な出来事の記憶として残されていると考えるからです。音楽にはそれぞれの感情や思いが含まれていますし、その演奏の仕方によっても伝わる感情は違ってきます。人によっても、その感じ方が異なるため、音楽体験の記憶は固有のものになります。

そのため、原則として患者が最も好きだった曲や、特別の意味のある音楽が意識を取り戻すのには有効です。その意味から、意識障害者の誰にも適した曲を決めることには無理があります。意識障害者に唯一共通して使えるものは、リラクゼーションを目的とした、身体を休め、落ち着いた雰囲気のある、優しく患者を包み込むタイプの音楽です。

この音楽は、パーキンソン病患者のリラクゼーションと共通します。たとえば、フランシス・レイの「白い恋人たち」、スタンダードナンバーの「オーバーザレインボー」、「星に願いを」、「80日間世界一周」、「旅愁」、「シェルブールの雨傘」、ショパンの「ワルツ」、「幻想即興曲」、ブラームスの「子守歌」、モーツァルトやベートーヴェンのピアノソナタなどの緩楽章です。

これらの音楽に限らず、患者にとって安らぎとなる音楽ならばフォークでもロックでも歌謡曲でも童謡でもかまいません。

反対に意識障害者のすべてに聴かせて、その反応をみるのに使う音は、太鼓や鉦《しょう》の音です。もちろん、ドラムセットや様々なパーカッション類は反応をみるのに有効です。音楽療法を行う部屋やまわりの環境にもよりますが、大きな音でビートを刻むロックやジャズのパーカッションは、私たちがうるさいと感じるものほど、意識障害者には効果があります。この騒音に近い規則的リズムが意識障害者の目を覚まさせる効果があり、普通の者には興奮を越えて、苛立ちをあたえるような音こそ、生体を覚醒させる作用があります。しかし、病院内ではあまり大きな音を立てることはできませんから、その場合、CDや録音物をウォークマンのイヤホーンで聴かせます。

これらの音の刺激は、脳幹への物理的覚醒刺激となり、高次の記憶を呼び覚ます前段階のものとなります。この刺激の後に、患者の思い出につながる音楽や曲を演奏することが必要なので、家族や友人から事前に患者のお気に入りの曲を聞いておきます。

②演奏の仕方

これらの音楽や音をトランポリンやフィジオボールの上下運動に同期させて演奏しますが、上下運動の最中に手や足をマッサージしながら、ハンドベルやマラカスなどの小さな楽器を患者に持たせて音を鳴らさせます。途中の休憩時には、リラクゼーションの曲を静かに聴かせ、ゆったりとした雰囲気のなかで優しく語りかけるようにします。なぜなら、生きるうえにおいて、緊張と弛緩の繰り返しが生体には必要であり、この自律神経系の興奮と安らぎの交錯する刺激こそが生命力の活性に役立つからです。

(9) 意識障害者の在宅療法——フィジオボールを使った療法

病院での治療や音楽運動療法は、現状では厚生省の施策として、3カ月以上患者を入院させる病院は医療収入が抑えられるため、3カ月または特別の条件でも、1年が限度になる場合がほとんどでした。これを是正するため、厚生省は長期療養型の病棟を認可しつつありますが、ここでの療法が行えなければ、音楽運動療法を在宅で行うことを検討しなくてはなりません。

ここでは、家族や訪問看護婦、保健婦、介護福祉士、ホームヘルパーらによって行える在宅音楽運動療法を紹介します。

①介護リフトの使い方とその留意点

患者の坐高にあわせた大きさのボールを選び、そこに坐らせる。抗重力の姿勢をとらせるために、前後左右から二〜三人で患者を支える。重度の患者の場合、介護リフトを利用する。これには、介護リフト本体に患者の身体を包むネットがあるので、その取り付けアームの両端に伸縮自在の何重にもした生ゴムチューブを掛けて、ネットごと患者が上下するようにする。しかし、これだけのゴムで上下するわけではなく、この状態でフィジオボールに坐らせ、下のボールの弾みと、上のゴムの伸縮を利用して上下運動を行う（図３-16)。万一のために備えて、患者が乗ってゴムが伸びきった長さに合わせて、登山用のザイルとカラビナを取り付け、ゴムが切れても患者が落ちないようにしておく。この状態であっても患者は前後左右に揺れて倒れそうになるので、介助者はしっかりと患者を支える。

療法を行うにあたり、患者を移動させる場合、前もって介護リフト

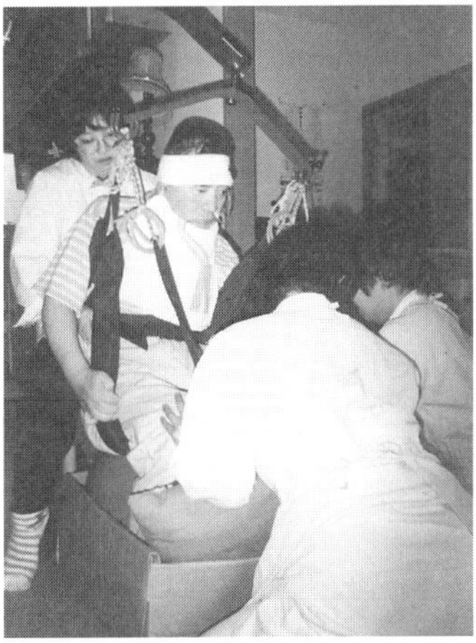

◆図３-16／介護リフトを使って、フィジオボールに坐らせ、上下させる介助者

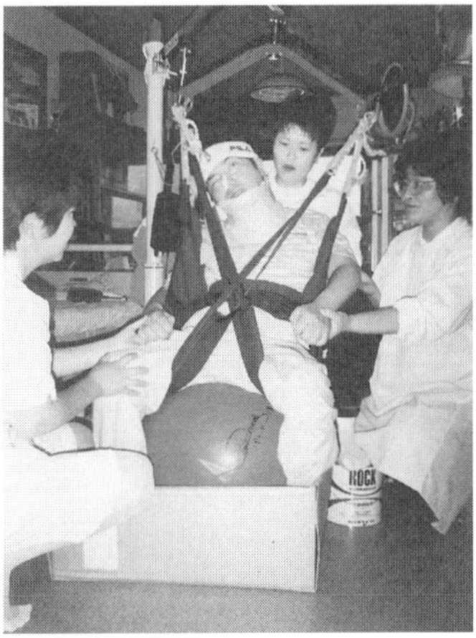

◆図３-17／移動しないように、段ボールの中に入れられたフィジオボール

のアームには、カラビナとザイルを取り付けておく。なぜなら、ボールに坐らせてからでは取り付けが難しいからである。ボールが定位置から移動しないように円形の枠、またはボールを固定するために背の低い段ボール箱を置く（111頁、図3-17）のもよい。その中にボールを入れて上下させれば、患者は前後左右に揺れない。患者の意識状態が安定しているようならば、ベルトによる吊り下げとボールによる上下運動も可能であるが、患者の身体がすり抜けてしまうことがあるので注意をする。

すべては患者の体重や身体の健康状態を考慮して道具を選び、危険のないよう万全の配慮をして療法を進める。この方法では、一人が上下させる役、一人が抗重力の姿勢をとらせる役、もう一人が身体とボールのバランスをとる役というように、最低三人の介助者が必要となる。

②在宅での音楽運動療法の行い方

上のような配慮をしてから、ボールの上下運動にあわせて音楽を加えるが、家のなかで演奏をしてくれる音楽療法士がいないため、患者の好きな曲を録音したテープやCDを再生し、それにあわせて患者を上下させる。できるだけスウィングしやすい軽快な音楽がよいのだが、そうでなくてもかまわない。要は、楽しく和気あいあいと展開させることである。

この運動は、患者の様態をみながら3～10分程度の範囲で行い、決してやみくもに上下させてはいけない。そして、ゆったりとした音楽を流して介助者ともどもリラックスし、3～5分、患者を休ませる。これを2回繰り返し、30分程度の時間内で終了する。この療法中は、家族や看護婦などが、患者にとって関心のありそうな世間話を交えながら行う。もちろん、この時、手や足のマッサージを行うと拘縮予防になるだけでなく、触覚や聴覚、視覚の刺激を同時に加えることになる。さらに、匂いがあって味のある食べ物など、嗅覚と味覚を刺激するものを休憩時にあたえることも、患者の意識を回復させるのに役立つ。これらの感覚刺激と空間を共有し共感すること、さらに、まわりの人々との関わりは患者にとってとても楽しいものとなる。楽しく行うリハビリテーションでなければ患者は続けてしようという気が起こらない。するほうもされるほうも、気持ちよく行えることが何よりも大切である。

③食べ物・飲み物の注意

食べ物を患者の口に入れるにあたっては、患者の嚥下《えんげ》と咀嚼《そしゃく》能力をみて、食べ物を選ぶことである。頭を立てて反り返った状態では、食べ物は気管に入ってしまうので、決して寝かせたまま食べさせてはいけない。また、意識障害者に食べさせてはならないものは、ピーナツ類とナッツ類の入ったクッキーやおかき類である。これらは、噛んだ時に割れて小片が気管に入る恐れがあり、それによって肺炎を起こす可能性がある。また、患者の口腔内が乾いている場合にクッキーや乾いた食べ物を口に入れると、むせたり咳をしたりして気管内に食べ物を吸い込ませてしまう危険性がある。まず、患者の状態をよくみてから、水気のあるものを口に入れて状態をみ、飲み込めそうならばプリンなどのような軟らかいものを試す。この場合も、あまりたくさんを口に詰め込まない。飲み物も同じく、多くを口に入れると誤飲の原因となる。アルコール類は気化するため、急に咳込むなどしたりするので注意する。

⑽ 在宅療法の課題——望まれる意識障害者のための介護リフト

在宅療法での一つの問題は、「介護リフト」がこの音楽運動療法のためにつくられたものではないということです。そのため、リフトの耐久性と安全性とがまだ確かめられていません。今後、この意識障害者のための器具として開発するメーカーと協議しなければなりませんが、儲けになるか否かのビジネスの世の中ですから、そう簡単には実現しないかもしれません。

しかし、日本には、意識障害者は70万人以上もいると考えられていますから、病院を出されて、なにも治療が施されない人がたくさんいる現状を一刻も早く解決しなければなりません。

それには、在宅での療法が行えるように、メーカーの研究開発と協力とが急務となっていると考えます。

❏音楽運動療法の臨床実践例

東大阪市にある石切生喜病院では、脳神経外科科長兼副院長の前田行雄医師が中心となって、1997年10月から音楽運動療法を実施しています。前田医師とは1993年から、髄膜炎の後遺症で起きた水頭症の井上智史君の主治医として音楽運動療法の客観的評価をしていただいていました。

そのなかで、東京の柳原病院で行った意識障害者のビデオを前田医師にみていただき、「絶対に効果がある」と確信する私の意見を汲んで、前田医師は病院で実施するうえでの問題点をクリアし、意識障害者への治療法として音楽運動療法を導入されました。すべては、今までの信頼関係から実現したのです。

《症例◉1 (43歳、男性)》

1997年8月6日、右内径動脈瘤破裂による右前頭葉脳内出血により、強い意識障害が発症した男性。半昏睡状態で入院、緊急処置として脳動脈瘤のクリッピング、血腫除去の手術を施行しましたが、強度の意識障害が持続しており、発症3カ月経過してから音楽運動療法を開始。この時点では、自発開眼はあるものの、指示にはまったく応じず、四肢硬直および拘縮をきたし、自発言語もなく、食事は経管栄養でした。1回30分の療法でトランポリンでの運動は10分程度を目安にして行い、その他の時間は休憩と歩行を行う。録音テープを用いての看護婦によるトランポリン運動を週2回行い、6カ月後、自力歩行が可能になり、言葉も話せて、字が書けるようにもなりました。

[第1回目]

官足法による母趾の付け根刺激、両足ともに痛がって足を引く。ここは脳幹部に最も強い刺激をあたえるツボである(脊髄炎があると患者は痛みを感じないため足を引っ込めない)。これによって、意識の覚醒が可能であると判断できた。

介助者二人が患者をサンドイッチ状に抱えて立位の姿勢をとらせ、反応をみる。次にトランポリンに坐らせ上下運動を行う。それにあわせてサクスフォンとピアノによる財津和夫「心の旅」を生演奏する。すると、患者の目が次第に大きくなり、まわりを見回す。屈曲していた四肢の緊張がとれ、伸展するようになった。立位でのトランポリンの上下運動を行うと、少しだが自分で身体のバランスをとろうとする。無意識の姿勢反射と思われたが、患者をトランポリンから降ろして介助した姿勢で立たせてみると、始める前に比べて立つ意思が感じられた。歩かせてみると、補助はしているものの、少し足を出して歩いた。気分がよくなったようにも見えた。

[第2回目]

音楽には、患者の好みの曲である長渕剛の「とんぼ」を演奏曲に加えた。トランポリンの刺激に大きく目を開き、補助しながら歩かせると、以前よりも足が滑らかに前に出る。好物の食べ物や酒などの味覚刺激をあたえるほか、ボールを持たせるなどの感覚刺激もあたえて反応をみる。

歩行器具を利用して歩行練習を行う。徐々にスムーズな足の移動となる。2週間後、胃管チューブが抜け、このセッションの後、3週間後には自分でスプーンを持って食事ができるようになった。

［第4回目］

療法中に、見舞いに来た娘の頭を撫でることができた。この時の患者の表情は、昔を思い出すかのようにみえ、また今の状態を考えているようにもみえた。

［第7回目］

歩行器を使って歩く。それまでは左手ばかり使っていたのが、この日は右手を使い出した。この頃から、階段の昇り降りが可能になった。

［第9回目］

発語はほとんどないものの、筆談による意思表示ができるようになった。内容は「おいしい、もういい」といった食べ物の味や量に関することに加えて、奥さん宛てに「毎日毎日こんな事で申し訳ないです。……いつかこの分はお返しをするから少しまっててほしい」（図3-18）といった思いやりのある文章や、「オレのことみんな変にみているけど、いつ、お前もなるかわからんど」といった恨みの言葉も書かれた。

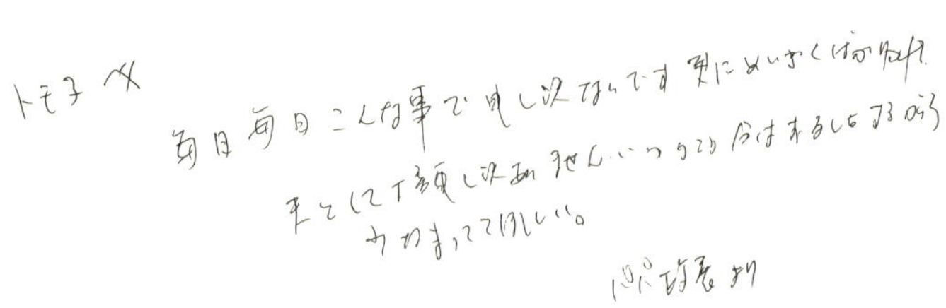

◆図3-18／奥さん宛に書かれた意識障害者の文章

［第11回目］

少しの支えでも歩けるようになる。片手をポケットに入れて歩いたり、余裕のある歩き方となる。この頃、ボールを受けたり投げたりができ、かなり重いボールでも受けて返せるようになった。アフリカの打楽器、ジェンベも上手に叩く。

こうして、26回の音楽運動療法の末、この男性は１年後に独歩で退院することができました。

《症例◉２（52歳、女性）》

1997年６月12日、クモ膜下出血で発症し緊急入院。入院時、再度の出血があり、半昏睡状態になり呼吸障害、片麻痺が出現しました。ＣＴによる所見で右中大脳動脈瘤の破裂と診断され、開頭・クリッピングが施行された後、意識障害が持続し徐々に改善がみられました。しかし、軽い左片麻痺、両下肢に強い拘縮があり、無気力で自発性の欠如といった神経症状を示していました。意識障害というより自発性がなく、自分から何もしようとせず寝たきりの状態でした。

［第１回目］

膝の拘縮がとても強く、無気力であった。この患者の療法前後における膝関節可動域を測ったところ、右５度、左20度の伸展の改善がみられた。このセッションでは四肢の緊張が軽減されるだけでなく、特に意欲面での改善が顕著であった。

様々な楽器を使って楽しい曲目を中心に演奏したほか、トランポリン上に寝かせ、リラックスさせる音楽を選び聴かせたところ、足でリズムをとるなど音楽にあわせた動きがみられ、患者に自発性が芽生えてきたようだった。この行動を起こさせる意欲を呼び覚まさせた要因を推察すると、おそらく、多くの人々が自分のために関わってくれる喜びと音楽があたえる心地よさの両方の作用と考える。

［第２回目］

歩行器を使っての歩行練習を行う。音楽が患者の動きにあわせて演奏されるため、自分を中心にして世界が動いているように感じている。人との関わりがうれしそう。

[第3回目]

膝の拘縮が緩和されて、歩き方に変化が現れた。特に、足が以前よりまっすぐに伸びて歩けるようになった。まだ歩行器を使っているものの足がスムーズに出ている。

[第5回目]

手をつないで歩けるようになったほか、トランポリン上に仰向けに寝てリラクゼーションの音楽を聴くのが好きなようだ。音楽に乗って歩き方に余裕がみられ、療法後、階段を一人で降りて自分の病室に戻り、みんなを驚かせた。この時、はじめてベッドで笑顔をみせた。音楽運動療法開始2カ月後に、独歩退院

《症例◉3（22歳、男性）》

1997年3月2日、交通事故で頭部を打撲し、右急性硬膜下血腫、脳挫傷のため緊急開頭手術を受けたが遷延性意識障害になり、1998年6月18日、石切生喜病院に転院。転院時、両側視神経萎縮があり全盲でした。上肢が少し動かせたものの四肢の拘縮が強く、両下肢ともに尖足位で、頭を左に回転させ、右上肢は屈曲し左上肢を伸展させる緊張性頸反射の姿勢を示していました。指示に応じず、摂食はできず経管栄養のみ。ＣＴでの所見では、右側に脳挫傷による脳損傷と水頭症の合併がみられ、6月25日、頭蓋形成術と脳室腹腔シャントを施行。発症から16カ月経過した6月30日から音楽運動療法を行いました。

[第1回目]

この時は音楽を聴かせるだけのセッションだったが、音楽が鳴ると表情が穏やかになった。表情から音楽を聴いているようにみえた。

[第2回目]

トランポリンの上下運動と音楽演奏を行うと、自分で頭を右に回すようになった。

[第3回目]　[第4回目]

日本のポップス音楽をトランポリンの上下運動にあわせて演奏したが、特別の反応はみられなかった。

［第5回目］

立位の姿勢保持と、介助しての歩行練習を試みる。

［第6回目］

ヘッドフォンを使用して喧《やかま》しいロックミュージックを聴かせ、トランポリンの上下運動と同期させたが、これには特別の反応がなかった。しかし、ボンゴを拍子木で叩くと少し反応があった。それをみていた患者の父親が、「岸和田のだんじり祭」の太鼓リズムを叩いてみせた。すると、その太鼓の音に、はっきりと関心を示した。

［第7回目］

この回以後、食物経口摂取時、自分で口を開くようになった。

［第8回目］

9月29日、第6回目の療法の時、父親の叩くボンゴによる岸和田のだんじり太鼓に関心を示したため、友人でつくる青年団に集まってもらい、トランポリンの上下運動にあわせて祭の太鼓や笛を吹いてもらうと、「うーん、うーん」と喜ぶような声を発した。友人の呼びかける声や、家族の声が聞こえているようだった。

［第11回目］以降

呼びかけする方向に頭を向けたり、問いかけに「うーん」と返事をするようになる。右手を上げての命令動作にも反応を示すようになった。経口摂取の速度も速くなり、緊張性頸反射も軽減した。11月2日には「かっ、かっ」という発声があり、それから一カ月後の12月1日、入浴の際、看護婦に「さむい」という言葉を発した。

＊

この患者の場合、岸和田のだんじり囃子の太鼓や笛の音と鉦《しょう》の音が記憶を呼び覚ましたといえます。このことからも身近なものの記憶がいかに深く残されているか、地域性と仲間の声が意識障害者にとって何と大きな生への光となったかがわかります。

この患者のケースは、いかに家族や友人たちのサポートが大切かを教えてくれます。また、この音楽刺激は、太鼓や鉦の物理的刺激と笛、そして友人、家族の声の認知性刺激となって患者に伝わったと考えられます。極言を許してもらえば、太鼓と鉦は脳幹に、笛の音と友人家族の声は大脳皮質領域に作用し、記憶回復への刺激が脳の下位と上位の両方に働いたといえます。なぜなら、太鼓の音だけの囃子演奏にはあまり興味を示さず、また、笛のメロディーをサクソフォンで吹いても全く反応がありませんでした。このことから記憶にある音や音楽は個々に特性があり、できるだけ本物であるほうが効果的だといえましょう。

最近、私はこの患者に、岸和田の祭囃子を聴かせる機会がありましたが、やはり鉦の音や太鼓の音は彼をびっくりさせる刺激で、その音は覚醒を促進させることがわかりました。今回は、15〜16kgもする大きな鉦が鳴らされ、病院中にそれが鳴り響きました。また、笛の音も、それに負けずに患者の意識の覚醒を促すかのように響きわたりました。患者にとって意味のある音、音楽が意識の覚醒に役立つことがわかります。

《症例◉4（47歳、男性）》

1997年10月15日、高所より転落して頭部を打撲。左急性硬膜下血腫、脳挫傷により緊急開頭手術。10月21日、気管切開術、12月25日、頭蓋形成術、脳室腹腔シャント術を受けたものの意識障害がつづき、気管カニューレ抜去後の98年5月11日、石切生喜病院に転院してきました。この時、自発開眼はあっても呼びかけには反応を示しませんでした。四肢は拘縮が強く屈曲し、右上肢をわずかに動かす程度で、それも目的ある運動ではありませんでした。頭部ＣＴ，ＭＲＩによる診断で、左前頭葉底部、左側頭葉、左後頭葉、中脳正中から右背側部に損傷が認められました。発症から7カ月目に音楽運動療法を開始。

［第1回目］

音のする方向に目を向けるのが観察された。

［第2回目］

療法が終わって車椅子に坐らせたところ、首の安定性がよくなり、両上肢の硬直がやわらぐ。ミカンを右手に持たせて口に近づけると摂食動作を示す。

[第４回目]

右上肢が上手に動かせ、自発的に右手を口に持っていけるようになる。

[第５回目]

右手に持った食べ物を口に運び食べられるようになる。この頃からゼリー食を経口摂取できるようになり、次第に食事量が増え、速く食べられるようになった。

[第７回目]

右手で眉毛を掻いたり、パジャマのボタンをはずしたりするようになる。

[第９回目]

トランポリン上でうつ伏せに寝かせ、音楽を聴かせると両下肢が伸展するようになる。療法中は筋緊張がとれるが、終了後は効果が持続しない。顔の表情が豊かになったが命令動作には応じない。

《症例●５（58歳、男性）》

1997年６月９日、他院で大動脈弁置換術施行の直後、心腔内血栓が生じ脳梗塞を発症、強い意識障害が持続したため、1998年４月13日、石切生喜病院に転院。入院時、自発開眼があるものの指示には従えず、強い拘縮により四肢は屈曲。自発的な動きはみられず、気管切開のため経管栄養を受けていた。頭部ＣＴおよびＭＲＩによる所見では、右大脳半球全域、両側視床、脳幹の橋に脳梗塞がみられた。

発症から10カ月後、第１回目の音楽運動療法が実施された。

[第１回目]

トランポリン上にフィジオボールを乗せ、そのボールの上に患者を坐らせて上下運動を行った。患者への刺激が強いこの方式は介護者の負担は大きいものの、今後の療法実施によって効果が期待できるか否か、重傷患者の反応をみるために行う。

［第3回目］

左上肢に自発運動が少しだけみられ、坐位姿勢では首の安定性がよくなった。また、寝ている時に呼びかけると、目を開き、声のする方向をみるなどのわずかな改善がみられた。

［第6回目］

坐位姿勢の時、唾液がこぼれるとそれを右手で拭き取るような仕草をする。右上肢の自発運動の改善も認められたものの、嗅覚刺激や食べ物に全く反応しない。摂食も試みたが、誤嚥《ごえん》によるむせ込みが強く、経口摂取不能状態がつづいた。合計14回の療法を実施したが、これ以上の改善はみられず、音楽運動療法は中止した。

《症例●6（71歳、女性）》

1998年9月25日、クモ膜下出血を発症。救急入院して同日、破裂右内頸動脈瘤のクリッピング術を受けたものの、発症4日目より脳血管攣縮による意識障害、運動麻痺が出現。その後、水頭症を合併し、脳室腹腔シャント術が施行されたが髄膜炎を併発したため、長期寝たきり状態がつづいた。

1999年1月下旬から車椅子に坐れるようになり、4月より経口摂取が可能となる。

5月初め、石切生喜病院に転院。入院時、質問に小声で答えるものの失見当識、記銘力障害を認める。無気力で右上肢は少しだが自発的に動かせるが、左上肢は強い屈曲拘縮を示す。両下肢は髄膜炎によると思われる弛緩性麻痺があり、足の母趾裏への痛覚刺激には全く反応せず、下肢の機能回復は無理と判断。

3カ月間に約12回の療法を施行したところ、痛みを訴える。左上肢の機能回復に向けたマッサージを中心にしたプログラムを組む。第1回目から坐位の姿勢でのトランポリン上下運動に音楽が演奏され、向かい合った療法者が患者の両手を持ち、音楽のメロディーにあわせて、少しずつ腕を伸ばしたり曲げたりの刺激を加えながらマッサージする。そして、拘縮した腕を徐々に柔らかくほぐしつつ伸ばしてゆく。時々、安静臥床状態にして休ませるが、ほとんどの時間は「今日も綺麗ですね」と話しながら励まし、上下運動にあわせて演奏されるショパンのワルツやマズルカ、ノクターン、時にはシャンソンの「バラ色の人生」、「愛の賛歌」、ジャズのスタンダードナンバーをピアノとサクソフォンの演奏によって聴かせながら療法を進めた。

およそ、3カ月間、週1回25分の療法施行合計12回の結果、意欲が改善し、大きな声でしっかりとした内容の会話ができるようになった。左上肢をテーブルの上においたり、伸展させ移動させたりすることもできるようになった。現在も療養中。

❑その他、意識障害者の特徴ある観察事項

《症例●A》

●脳動脈瘤破裂、感情失禁のある中年女性患者

何を言っても「ウァー」と泣くため、それを止めるためにいろいろ試みたもののどれも成功せず、考えたあげく、患者に口紅を塗り泣き顔を鏡で見せたところ、自分の顔を不思議そうに眺め泣きやんだ。

《症例●B》

●脳動脈瘤破裂、重度意識障害の中年男性患者

友人たちの組むグループの歌うビートルズの曲に顔を向けて聴こうとする。ピアノや他の楽器でのビートルズ演奏にはあまり反応しない。

《症例●C》

●溺死状態からの蘇生低酸素脳症、脳橋に梗塞が見られる壮年男性患者

阪神タイガースのファンで、「六甲おろし」の演奏を聴くと笑う。奥さんのカラオケの歌を聴くと泣く。

《症例●D》

● 脳動脈瘤破裂、中年男性教師、ハンドボール部の指導コーチ

顔面筋と動眼神経系にも麻痺があるものの、卒業生や在校生の教え子が来ると笑ったりする表情の変化がある。話を聞いたり、知った人の声を聞くと涙を流すことがある。

《症例●E》

●脳動脈瘤破裂、中年男性患者

いつもガミガミと命令する母親に対するストレスがあるためか、母親を叱るような発言を療法者がすると、「そうだそうだ」と納得してうなずく。嫁と比較して母親が「私のほうが優しいよね」というのを聞いて、療法者がすかさず「それはないなー」というと患者は嬉しそうに笑う。大の車好きで、自分の乗るポルシェの話になると喜々として声を出して話そうとする。

⑾ 意識障害者への音楽運動療法に対する考察

意識障害患者を治療・回復させるために、私たちは何をしなければならないのでしょうか。もちろん、これまでのようなＣＴやＭＲＩ検査によっても障害部位や状態を診断して治療しますが、それとは違った方法、すなわち、これらの患者が示す様々な反応や感情の表出を手がかりにして、たとえば、表3－4のような治療法の指針となる進行プログラムをつくることができないでしょうか。

◈表３－４／意識障害者への治療指針プログラム

1．障害を受けた時間や発症時の容態。事故後の処置時間、患者の治療を始めた時期。
2．自発開眼の有無と音の刺激とそれを追視するか否か。
3．足の母趾裏の脳幹刺激によって足を引っ込める速度。
4．家族のなかで、一番好きな人の声や音楽を聴いた時の反応。
5．触らせるものによる、顔の表情や接触部の反応と変化。
6．匂いに対する反応。
7．泣く時、笑う時の原因。
8．食事への興味。味覚の有無。嚥下、咀嚼の状態。
9．テレビ番組の内容に対する反応。趣味や興味の関心度。
10．発声や感情の有無。抑揚による感情の聞き分け能力。
11．いつでも共通の反応が見出せる何か具体的なもの。
12．自律神経系の活性変化、心電図解析。
13．脳波測定による活性、回復基準。
14．電極刺激による神経反応、筋電図、脳幹など。
15．脳磁計、ＰＥＴ，ＳＰＥＣＴによる機能検査。
16．神経伝達物質の産生検出検査。

12から16についてはすでに開発されていますが、そのほかの検査方法やシステムの開発はこれからです。患者の状態把握を正確に行うことのできる検出・検査方法や測定装置が完成すれば、これらの情報をまとめて回復へのプログラムにすることができます。そして、そのうえで療法を展開することによって、患者を１日も早く覚醒させることができます。

残念ながら、今のところ、数値による検査結果が人間のすべてを表すものにはなっていません。また、現実には上のような装置の完成を待つ余裕はありません。すでに実施している音楽運動療法では、患者の様々な反応をみて、人間の五感で感じとれる情報をもとにして、経験的に、また実践的に療法の展開を行っています。患者と身近に接していることで得られる情報は何にも増して人間的なのです。人間の心を測る装置ができれば別ですが、人間は心と身体の微妙なバランスと、経験、体験した様々な環境要因によって、一個の人格と個性を持っています。

たとえ意識に障害があったとしても、そこに至るまでの生きてきた個々の人間の歴史があります。それらの一部からでも記憶を取り戻す手がかりをみつけ回復させようとするのが、この音楽運動療法なのです。現在の方法は、科学的計測データをすべて検出してから進めてはいませんが、ＣＴやＭＲＩによる患者の残存部回復の可能性を調べつつ行っています。

先ほどの症例からもわかるように、どのような重い損傷を持っている人であろうとも、人間としての感情や心を持っています。ただ私たちは、それについて知る術《すべ》を持たないだけなのです。

音楽運動療法をつづけることで、それぞれの患者に改善・回復がみられます。発症してから時間が経つと障害はどんどん進みますから、いつから療法を実施するかがたいへん重要になります。療法を行うには、早ければ早いほうがよいのですが、これは患者の状態を医師とともに見極めなければなりません。従来の理学療法的な、末梢神経を刺激することを主とするようなリハビリテーションではなく、急性期または亜急性期の治療として中枢神経系を刺激することが最も効果的であることがこれまでの結果から推測されます。

患者の病態を調べ、何から開始するかの手順や何が期待できるかの個々の患者のタイプにあわせた方法を確立し、さらに、家族や友人がどのように関われば記憶を取り戻すことができるのかについても研究しなければなりません。そして、人間はどのような状態の時でも音や音楽には反応しますから、集中治療室に収容されている時から音楽を聴かせ、聴覚の刺激によって患者を励まし、生きていることを知らせ、心理的にも生理的にも身体の機能を活性化させることです。特に患者を救命した後、生体に物理的ダメージをあたえない方法での療法開始が望まれます。

様々な治療方法との組み合わせによって、患者の意識を早く戻すことも可能だと思います。今までの経験では、３カ月以内に音楽運動療法を開始すると治りの早いことがわかっていますから、いかにして急性期から慢性期に入る前に、この療法を導入するかの基礎的研究が必要です。

９ 今後の課題

最近、常識では考えられなかった蘇生方法の開発が進んでいます。その一つに脳低温療法があります。日本大学の林成之教授が実施しているこの治療方法は、「患者の脳を発症後３時間以内に34°Cの脳温にしてカテコールアミンの異常放出を抑制し、脳への酸素運搬量を１分間800mℓ以上に保ち神経細胞の回復治療を図ります。これが様々な二次的脳損傷病態をくいとめ、つづいて脳保護治療を主体にし、次にドーパミン活性化を中心とした薬物補充療法によって、植物症や意識障害を起こす脳の機能障害を防ぐ脳蘇生治療」です。

この療法にもあるように、Ａ９、Ａ10系への神経伝達物質のドーパミン投与が意識障害者を救う大きな鍵になっています。これは音楽運動療法のドーパミン活性が意識障害者の意識回復に役立つと考える治療理論と共通します。それだけに、今後、脳低温療法との連携によって急性期、もしくは亜急性期からの療法実施を行えば、かなりの患者を救う道が開けると思います。音楽運動療法も様々なデータをとりつつ、治療方法を確立しなければならないと思います。

最近、厚生省の「意識障害治療の研究班」の研究項目に、この音楽運動療法が取り上げられたことは、今後、患者を救うためのこの療法を科学的に評価し、発展させるものとして有意義です。

■参考文献

＊大木幸介『脳と心の科学』裳華房　1993

＊荒木淑郎『パーキンソン病患者のケア・ポイント』メディカ出版　1993

＊近藤智善『線条体パーキンソン病及びハンチントン舞踏病の病態と臨床薬理』ブレーン出版　1995

＊野田燎『パーキンソン病患者の音楽運動療法』藝術19　1996

＊大木幸介『脳がここまでわかってきた』光文社　1994

＊野田燎『芸術と科学の出合い』医学書院　1995

＊林成之『脳21』「脳低温管理と補充療法を駆使した脳治療法の新しい展開」金芳堂　1998

＊BRENT A. REYNOLDS AND SAMUEL WEISS Generation of Neurons and Astrocytes froom Isolated Cells of the Adult Mammalian Central Nervous System SCIENCE, Vol.255　1992

＊Jaana O. Suhonen. Daniel A. Peterson. Jasodhara Ray & Fred H. Gage, Differentation of adult hippocampus—derived progenitors into olfactory neurons in vivo NATURE. Vol.383　1996

＊Fred J. Schwartz, M. D., Ruthann Ritchie, RMT-BC., Leonard Sacks, M. D. PERINATAL STRESS REDUCTION, MUSIC AND MEDICAL COST SAVINNGS Vll th International Music Medicine Symposium　1998

第 4 章

意識と脳のメカニズム

「こころ」と「身体」を分析する

Chapter 4

①“音楽”という音波――“こころ”をもつヒトの脳の不思議

(1) 音とは不思議なもの：聞こえる音、聞こえない音

日常生活において、周辺からは種類の異なるいろいろな音が雑然と私たちの耳に達しています。ところが、それらの音のすべてを私たちは意識しているわけではありません。その時の状況、つまり何かをしていたり、何かを考えていたり、またはいらいらしていたり、あるいは、落ち着いた状態であったりなどの状況次第で、音を意識したりしなかったりします。

つまり、何か物事に集中してそれに引き込まれている時には、それらの音は意識から消え、仕事や読書に疲れたり、あるいは興味がなくなったりするとそれらの音が聞こえ出したりします。たとえば、テレビの野球中継に集中して聞き入っていると、道路を走る車の音が気になって眠れないような部屋でも、その車の音が意識から消えてしまうことがあります。外で音が響いているのですから、当然その人の耳には入っているのですが、脳に達するある段階で、その音が遮断されてしまうために、意識されないのです。

一方、音楽には、クラシックやジャズ、ロック、民謡、演歌などいろいろな種類があり、人によっては、これを「快い」と感じたり、「不快」と感じたりします。　そして、不快と感じる音楽には、単に雑音として意識されたり、時には騒音として意識されたりします。さらに、後述するように、音楽によって過去の記憶が蘇ってくるということもあります。

このように、音や音楽に対する人間との関わりは、不思議なものがあります。

(2) 脳の発達と〝こころ〟

人間の進化の過程をみると、身体の構成成分や組織機能が海の生物と極めて共通する部分の多いことに気づきます。そしてそれが、陸上に上がって次第に進化した部分と退化した部分との差が際立ってきたものと考えられます。なかでも２本の足で直立姿勢となり、倒れずに歩いたり、走ったりする一方、動物の前足に相当する２本は、手としてきわめて微細な技術を生み出す人間特有の器官となりました。そしてこのことと脳の発達はお互いが刺激となり結果となって今日の人間が出来あがってきたわけです。つまり、手足を含め身体のすべての器官や臓器からの情報を受け、これを調整コントロールしたうえで統合指令を出して、器官や臓器を働かせる最高司令部という大脳を著しく進化させたのです。

そればかりでなく、この大脳には〝こころ〟という一人一人特有の機能まで所有させるに至りました。この〝こころ〟に最も関係の深いものの一つに、音と聴覚とがあり、人間にとって、最も基本的な音の利用に「会話」があります。

この会話には音楽と同じように、音の大小、高低（強弱）が重要な意味を持っています。もし、コンピュータが喋るように、単調な音だけで会話をしたとすると、おそらく相手には意味は通じても感情は伝わらないでしょう。

高い（強い）音や低い（弱い）音を使い分けて喋ることによって、感情は伝わるわけです。それは、相手に気持ちを伝えようとする感情が音の高低（強弱）で表現されるからです。それが証拠に、自分が相手より一歩後に引き下がろうとする気持ちになると小さい声になり、前に一歩出ようとする気持ちになると大きい声になりやすいことからも理解できるでしょう。このように、私たちは、声の大小、強弱で〝こころ〟を表現しているのです。

(3) 人間とリズム環境と1/f ゆらぎ

人間は、ある「リズム環境」のなかで日常生活を営んでいます。ただし、「リズム」という言葉の解釈には、①脈拍のように一定の間隔で正確に刻むものと、②スポーツ選手などが「自分のリズムを持つ」という表現のように、一定の感覚を自分で自由に組み合わせてつくるものとがあります。人間の持つリズム感は、脈拍が打つテンポとか、無意識に歩く時の歩行テンポが中心となっていて、それ以上の速さや遅さを必要とする時には意識的に努力しないと、それらのテンポはつくることができません。

よく考えてみると、人間は誰もが自分の体内に、このようなあるリズムを持っています。その代表的なものが呼吸・心拍であり、睡眠・覚醒であります。これらのリズムは、人類が生き延びるために長い時間をかけて獲得したもので、サーカディアン・リズムともいい、一つの体内時計としての役割を果たしています。

ところで、これらのリズムはそれぞれ一種の〝波〟を形づくっていることがわかっています。さらに〝こころ〟が心地よい気分にある時には、これら「リズム」もそれなりのパターンを示します。このうち、第5章でも述べますが、「心拍リズム」という〝波〟の周波数解析を行うことで、いわゆる〝1/f ゆらぎ〟を数値化して示すことができます。一方、私たちが住む自然界にも「リズム」があり、たとえば〝小川のせせらぎ〟〝木立を吹きぬける風〟などがそれです。この音の波形もまた実は〝1/f ゆらぎ〟といわれる一種の波形を形成しており、この波が人間にとっては〝心地よい〟ものとして、聴覚・感覚神経を通して、〝脳〟つまり〝こころ〟に感じさせています。音楽もしかり。ただし、音楽の種類によっては、なかには騒音と受けとめる人もいますが……。

(4) 歌と曲のリズム――脳の記憶

年齢を重ねると、ほとんどの人は物忘れしやすくなりますが、テレビやラジオで昔流行《はや》った歌謡曲などを聴くと、歌詞やメロディーを思い出したり、さらには、当時の自分や家族、友人のことなどを思い出したりするものです。そして自分の生きていたその頃に流行っていた歌が何であったかを対比させて、歌からその時代のことを思い出したりします。〝懐《なつ》メロ〞がいつの世でも人々に受け入れられているのには理由があるのです。不思議なことに、たとえ歌の題名や歌詞は忘れていても、メロディーの一部は覚えていたりするものです。

このことは、私たちの脳を考える時、大きな意味を持ってくると思われます。つまり成人してからの予期せぬ脳外傷や脳卒中など突然の脳障害を生じた人は、程度の差はあれ意識障害や言語障害を生じていますが、これらがあったとしても、少なくとも第1次聴覚中枢（144頁、図4－5／ブロードマン41、42領域）では、そのメロディーを受け入れている可能性は十分あると考えられるからです。これは下等動物でも、また植物でさえも感じているらしいことがわかっているのですから、障害されているとはいえ、人間の脳の場合は当然そのように考えてよいのではないでしょうか。

そうだとすれば、このような患者に対する音楽療法や、本書のテーマである「音楽運動療法」は、脳機能を回復させる「きっかけ」になり得るという意味で、治療手段としての意義も大きいものがあります。

(5) 音の受け皿としての脳と〝こころ〞

ところで、私たちの身体はどのように音を受け入れているのでしょうか。いうまでもなく、音を受信する「聴覚」とは耳だけをいうのではなく、耳から脳中枢に至るプロセスをいいます。つまり、音を聴いたり認識したりするのは、脳が大きな役割を果たしているわけです。そして、聴くとか、嗅ぐとか、見るとかという感覚は、出生時に五体満足に生まれたとしても、その成長の過程で五感を刺激するような環境のなかにおかれ、様々なことを体験しなければ、脳には、後で解説するようなすばらしい神経ネットワークは構築されません。

脳の中でも最も上位にある大脳皮質は、その下にある情動の中枢が勝手に動かないようにある時は知的に、ある時は論理的に高ぶる感情を上からコントロールしています。そのため、大脳のことを高次中枢と呼び、ここに人間たる所以《ゆえん》があります。

しかし、人間にも動物と同じように、食欲や性欲、睡眠欲のような本能というものもありますが、人間には大脳という調節機能があるために、これを適当にコントロールすることができるわけです。

(6) 脳が他の臓器と違うところは

人間の身体のなかには、心臓や肺、胃腸、肝臓など様々な臓器があり、生きてゆくうえでそれぞれが機能を分担して活動しています。しかし、これらの臓器は、この世に生まれて一定レベルまでは成長しますが、以後生命の宿命として定められた遺伝子プログラムに沿って早かれ遅かれ次第に老化、または使い古されて死滅に向かいます。青年期にもかかわらず、細胞レベルからみれば早くも死滅が始まっている臓器もあるほか、血液中の赤血球、白血球、リンパ球のように、常に死滅と再生とが繰り返されているものもあります。

そして生体を人間個々でみると、定められた遺伝子プログラムのせいでしょうか、人生の途中において何らかの臓器が機能障害、すなわち病気になることがあります。通常はその場合、生体が持っている免疫力を含む自然治癒機構が働いて修復できるのですが、時には外部からの手助け、つまり医療が必要になることがあります。その医療も近年のコンピュータの著しい進歩により人工臓器で一部の病的臓器の機能を代行できるまでになっています。しかし、これとて完全に替わりうるものとはいえません。

また、今日の科学の進歩で人間の脳より優れたコンピュータが出現しています。確かに、数値計算やいくつかの事務的事項では優れたものがつくられ利用されてはいますが、コンピュータは決められた単一の計算回路を信号が間違いなくすばやく伝達される点で優れているにすぎません。

これに対し私たちの脳は、不特定多数の神経細胞が必要に応じて、同時かつ瞬時に極めて多方面の神経回路を介してやりとりの結果を統合し、複雑な思考の結果、指令を出すなど休むことなく繰り返すという驚異的な働きをしています。将棋の羽生氏は、「コンピュータはヒトに勝てるか」との質問に、「砂浜に指輪を落としたとする。重機で全面を掘り起こすのがコンピュータで、直感的にこのあたりだと探すのが人間。強さの質が違う」と答えたそうです。

結局、繊細で微妙な人間の臓器の機能は人工的には、代替不可能ということです。そこで、近年では死者、あるいは脳死者からの臓器を移植する時代になりました。角膜、腎臓はおろか、肝臓や肺、心臓さえも現実に移植されるようになりました。しかし遠い将来のことはわからないにしても、脳だけは別物のように思います。

脳こそヒト個人の本質である人格をなすもので、今のところ移植は不可能と思われます。もし、移植するとしたらまったくの他人になってしまうでしょう。脳は身体のすべての臓器を支配し調節している一方、意識、記憶、思考のほか、人格形成、感情というそのヒト個人特有の所有物としての〝こころ〟を持っているからです。

このように、脳が〝こころ〟を生み出し、いうにいわれぬ〝人間味〟をかもし出すのですが、この〝こころ〟には科学的にまだ十分解明されていない部分が多く、謎に包まれた部分が多くあります。

(7) いわゆる無意識と坐禅

さて私たちは、通常の会話の中で「無意識に」という言葉をよく使います。「無意識」とは、感情や思考の結果を伴わない行動であり、反対に「意識」とは、感情や思考を伴う〝こころ〟のことをさします。昔のお坊さんは人間なるものを〝目・耳・鼻・口〟と〝その他の臓器〟および〝こころ〟に分けて考えたといいます。これら、こころと身体との関わりは密接で、真に絶妙に働きあっており、これらが円滑に運ばなければ必ず何らかの支障を来たします。たとえば、いくら目で見ても耳で聴いても、それを判断する〝こころ〟が働かなかったら、実際目や耳の用をなしたとはいえません。

この〝こころ〟の存在する脳の場所が大脳の前頭葉で、そのなかでも各種の情報を最終的に統合判断するいわゆる「連合野」といわれる部分が大きな役割を果たしています。ついでながら、僧侶の坐禅中の脳波解析で興味あるデータがあります。眠りに近い状態の時に現れる θ 波は、長い修行歴を有する僧侶ほどその前頭部に優性に出現しており、修行歴のない一般人には現れません。坐禅は、正坐して雑念を追わず、注意を内部に集中させる努力をつづけ「無我」の境地に自然に達するような修行です。

また一般に閉眼、安静状態で α 波がよく出現するといわれ、開眼や種々の感覚刺激、暗算、注意集中などによってこれがなくなり、意識活動時に出現するような波形に変わるのですが、坐禅中は開眼のままで視覚像が認識されていても、知覚対象に向かう注意や、それに伴う精神活動が生じなければ、α 波の抑制が起こらずにそのまま α 波が出現しており、とくに優性な遅い α 波(θ 波に近い波)が出現します。したがって、これをリラックスした状態で後頭部に優性に出現する一般的な α 波とは同一には考えられないということです。

2 人間の脳・神経の構造とその働き

(1) 中枢神経系と末梢神経系を観察しよう

私たちの身体のなかには、心臓や胃、肝臓、腎臓など、いろいろな臓器があり、これらは、皮膚や骨によって保護されています。しかし、骨でしっかりと覆われて保護されている臓器は、〝脳―脳幹〟と〝脊髄〟のほかにはありません。豆腐のように軟らかい脳が、極めて丈夫な頭蓋骨によって守られているということは、脳はそれだけ重要な臓器であるという証拠なのかもしれません。

〝脳―脳幹〟と〝脊髄〟とを中枢神経系と呼んでいますが、〝脊髄〟は大部分が信号を伝導する神経線維の束になっています。この神経線維のなかには、頸部から下の身体各部との間をつなぐ神経が含まれています。この神経線維のなかで脳という中枢に向かって信号を伝導することを「求心性」といいます。つまり、痛いとか熱い、冷たい、うるさいといった知覚・感覚などの外部からの情報を、身体の末梢にある各種の受容器が受けて、これらを中枢神経系に送り上げる上行性の神経のことで、これは脳神経と脊髄神経という神経線維の束のなかに含まれています。

一方、脳からの指令を主として筋肉に伝導するものを「遠心性」といい、この伝達神経のことを運動神経と呼んでいます。この神経は脳神経と脊髄神経いずれの神経線維束のなかにも感覚・知覚、自律神経とともに含まれています。余談ですが、「私は運動神経が悪い、彼女は運動神経がよい」などという表現を耳にしますが、これは求心性、遠心性機能も含めた反射機能全体を表現しているもので、厳密には正確な言い方とはいえません。

また、これら体表面との間に介在する神経線維束を脊髄神経（図4－1）といい、また別に脳の一部で脊髄との間に介在する脳幹からも脳神経という神経が電線のように顔面と、一部内臓に下っており、これら脊髄神経と脳神経のことを末梢神経系と呼んでいます

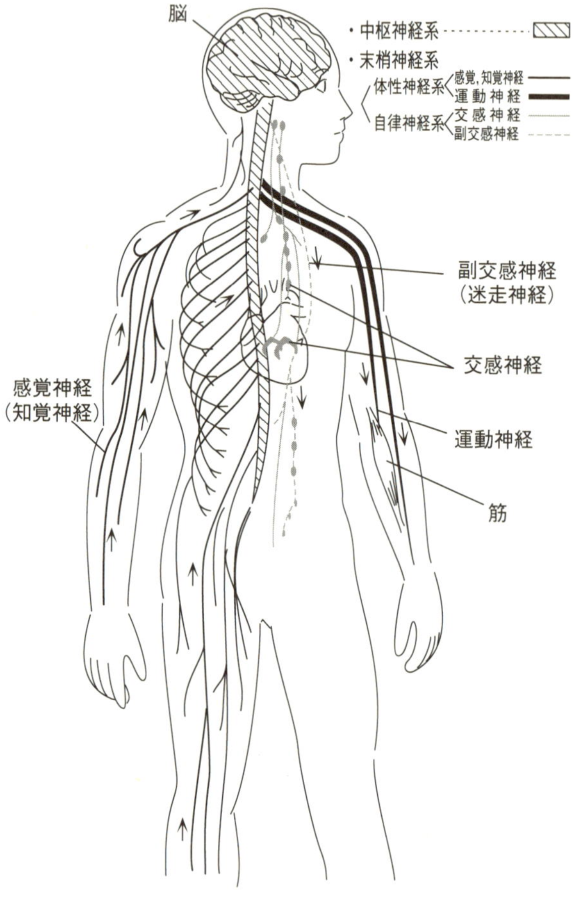

◆図4－1／中枢神経系と末梢神経系

(138頁、図4－1)。ふつう神経といっているのは末梢神経系のことをさしていることが多いようです。

さらにこれとは別に、脊髄中には、自律的に心拍、呼吸、消化、分泌など生命活動の基本となる身体の働きを自動的に管理・調整している神経が走っています。これは、自律神経と名づけられ、末梢神経系に含めています。そして自分の意思とは無関係に身体の自律的な機能を調整統括しています。したがって、「植物神経」ともいわれることもあります。内臓、血管、分泌腺、平滑筋などのいわゆる不随意に働く臓器組織に分布し、生命維持に必要な呼吸、心拍、消化、分泌、排泄、生殖などの機能を無意識的、反射的に自動調節するという、生物としての基本的な機能を営んでいます。

この自律神経には、互いに相反する作用をするものがあり、一つは交感神経で全般的に身体の活動に備える働きをするもので、もう一つは副交感神経で消化吸収・排泄など平時の働きをするものです。たとえば、便意は腸の自律神経、尿意は膀胱の自律神経によって、脳に伝えられているのですが、これら交感神経と副交感神経との両者がバランスを保って初めて生体は正常な営みを行うことができるわけです。一般には交感神経の活動が亢進《こうしん》すると、副交感神経の活動が抑制されますが、安静時や睡眠時のように、この逆の現象もみられます。

それでは、脳の仕組みについてもう少し詳しく見てみましょう。

(2) 中枢神経系のなかでも司令塔である脳

①そのあらまし

〝脳〟は、1000億もの神経細胞（ニューロン）によって構成されていますが、この脳を上方から観察すると、しわの多い大きな大脳半球が左右にみられます。また横から観察すると、大脳の後方の下に小脳があり、これらで脳の大部分を占めています。そして、これらはあたかも大きな〝かずら〟のように内部を覆い包み込んでいます。

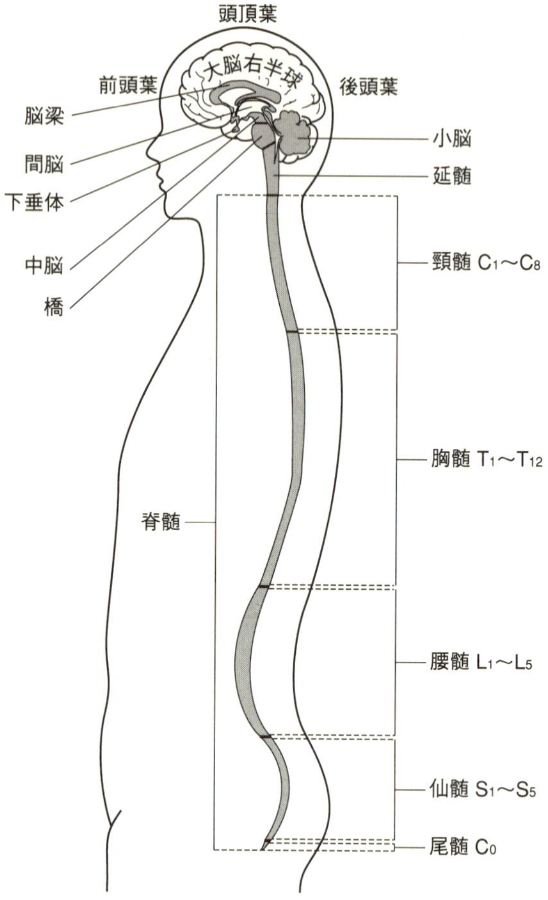

◆図4-2／間脳、脳幹(中脳、橋、延髄)、脊髄

この大脳という〝かずら〟をはずして包み込まれた内部を覗いてみると、小脳の前面には大脳に包み込まれるように、左右二つの卵型の視床と視床下部からなる間脳があり、その外側周辺に大脳辺縁系、基底核が存在し、つづいて中脳—橋《きょう》—延髄と下方につづく三つの部分からなる脳幹、そして脊髄へとつながって背骨の中を頸椎、胸髄、腰髄・仙髄まで延びていきます（図4-2）。

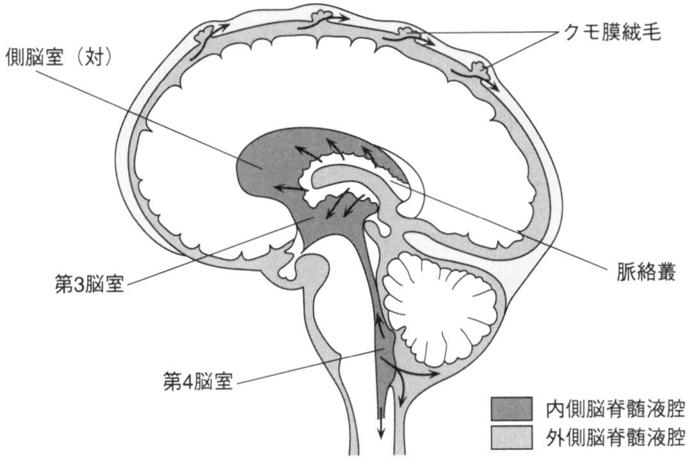

◆図４－３／脳脊髄液と脳室

さらに、これら脳幹と脊髄からは身体各部とつながる長い神経が電線のように出ています。まず脳幹を裏から観察すると、ここからは左右に12本の脳神経が出ており、脊髄からも頸部、胸部、腰部、仙部それぞれ左右に脊髄神経が出ているわけです。

一方で、ちょうど地球でいえば〝大陸〟と〝海〟というように脳は脳脊髄液という液体によって取り囲まれており、またその内部にも脳室という液体腔があります。この脳室は左右の側脳室～第３脳室（間脳付近）～第４脳室（脳幹―小脳間）～脊髄の中心管となってつながっていきます（図４－３）。

②脳の構造と働き（大脳と間脳）

次に、脳のなかには多くの部屋があり、それぞれが役割を持っていますが、その構造と働きについてみてみましょう。

脳は左と右の半球に分かれています。これを真ん中で断ち割ってみると、まずは外層をぐるりと囲むように〝大脳皮質〟という神経細胞の集まった層がくねくね入り込んでいるのがみえます。大脳皮質といわれる部分を平面に拡げてみると、新聞紙１枚ぐらいの広い面積になりますが、これを頭蓋のなかに収めるため表面が皺々《しわしわ》になっているのです。

これは、表面の皺の多い夏ミカンの外皮が、その身を包んでいるのと同じように、約２～５㎜ほどの一定の厚さで脳の大部分を取り囲んでいます。大脳皮質は、脳全体として連合、統合のうえ、創造、自己主張、ねたみ、喜怒哀楽を表現したり、運動や言語発語を指令したりするなど、たいへん高等な精神機能を営んでいます。この大脳皮質は大きく四つに分けられていますが、その働きについては、145頁で述べます。

先ほど〝かずら〟にたとえた外被にあたる大脳皮質からは、無数の信号を下方に伝達するための長い線維である投射神経線維が下方に向かって、あるいは近くのお互いを連合させるための短い線維が左右前後に走っている層がみられます。このなかには〝脳梁〟といわれる左右の大脳半球をつなぐ神経線維層もみられます。この脳梁を介して、左右半球の間において信号のやりとりをしていることがわかっています。

次に、この外側を覆う〝かずら〟でたとえた皺のあるキャップ状の大脳皮質部分を取り除いて、その内部を観察すると、中央に卵状の視床が左右に並び、その前方下からは小さな下垂体がぶら下がるようにあり、視床に続く脳幹とそれ以下の部分がやや後方に向かっているのがみられます（143頁、図４‐４）。

このなかで、間脳の一部である視床は絶えず大脳皮質と交信しており、下から上へ（末梢から求心性へ）の各種知覚・感覚情報の門番としての役割を果たしています。つまり、視床内にも大脳皮質のミニチュアとしての各部分があって、お互いに連絡をしており、送信、受信と統合機能も持ち、また生体リズムや睡眠・覚醒サイクルにも関与しているほか、さらには後述するように、情動をあらわす大脳辺縁系、また随意運動を円滑に行うために必要な大脳基底核や

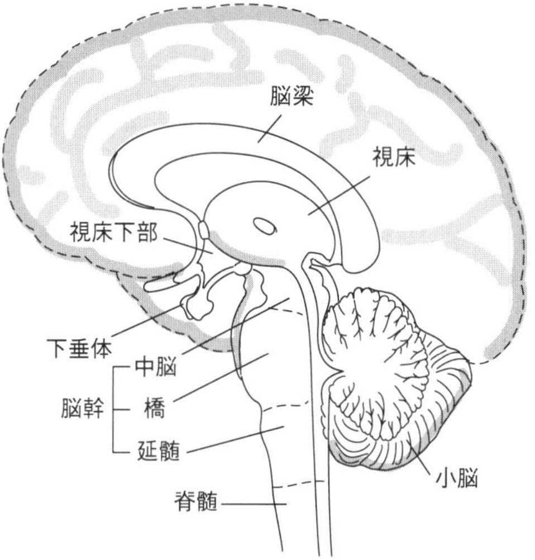

◆図４－４／視床下部と脳幹

小脳からの情報路（149頁、図４－９）とも連結しているという、非常に重要な役割を担っています。

視床の下には視床下部があり（この二つをあわせて間脳といいます）、これは、扁平なブドウの粒大ぐらいの小さな部分ですが、大脳辺縁系の中央に位置し、体内の状態を常に一定の範囲内に保たせる重要な働きをしています。たとえば、水分や体温の調節をしたり、また下垂体のホルモン分泌機能を介して自律的調整機能の高位統合センターとしての役割を担っています。さらに、ここから大脳辺縁系や脳幹の自律神経中枢へ信号が発信されています。つまり、視床下部は、意識―睡眠との関与が深いうえに、情動行動との関わりも深いという、人間が生きていくうえで、欠くことのできない部位といえます。

一方、私たちが〝心地よさ〟を感じるのは、この視床下部にある

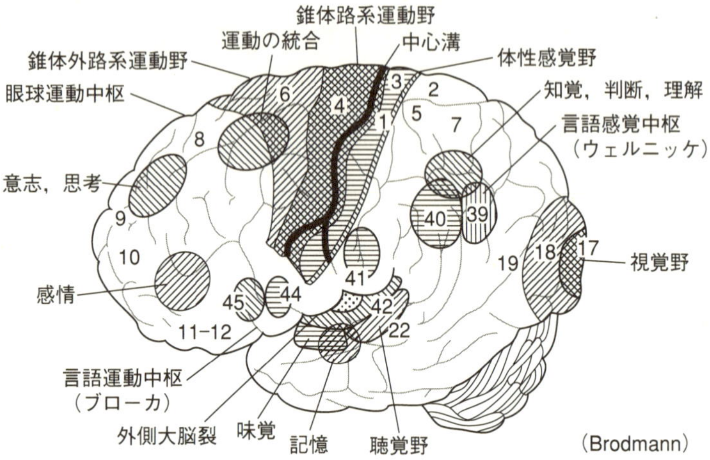

(Brodmann)

◆図4-5／ブロードマンの脳地図

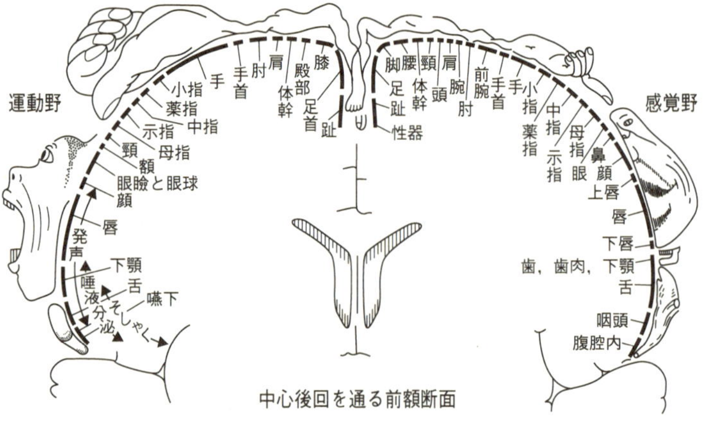

(Penfield & Rasmussen)

◆図4-6／運動野および感覚野の広さと、
それに比例した身体各部位

いわゆる〝快中枢〟に、ある化学物質が作用するからだといわれています。また、このほかにも、疼痛にも関与し、ここから大脳辺縁系に入力して痛みの伝達を変調修飾するといわれています。生体には一定のリズムがあり、一日の体内時計といわれるものが備わっていることは前述しましたが、実はこれには視床下部や脳幹部を含めた自律神経系が複雑に関与しているわけです。

③大脳皮質の4領域：意識はここで

ところで、大脳という皺の多い外層部の大脳皮質は、いわゆる人間としての高次機能が営まれる部分で、多くの隆起と溝でその表面積を増やしています。そして、大脳皮質は前頭葉、頭頂葉、側頭葉、後頭葉の四つの領域に分けられます。

大脳皮質における各機能局在については、「ブロードマンの脳地図」によって示されます（144頁、図4－5）。外面からみた前頭葉のうちでも、後方部分にあたる部位、つまりヘッドホンをした時、その真下にあたる帯状の部位では主に運動機能を担当し、その範囲は、頂上から側頭部方向に向かって、脚部から頭部・顔面支配部分の順番がまるで逆立ちしたように、分布しています（144頁、図4－6）。そしてその前頭葉の最前方部が高次の知的機能に関与し、計画や意思などの統合的な知的機能を担当しています。

そして、この前頭葉運動領域のすぐ後方の頭頂葉部分には触覚、痛覚、温度覚（体性感覚野）があって、先の運動野と同様に頂上部に近いほうから順に、足指から体幹、手指、顔面と分担領域が逆立ちしたようにつづいています。特に手の親指に割り当てられた領域の広いことがわかります。つまり、脳は手指の親指に対して、それだけ重要かつ微妙な動きを担当させているということになります。

後頭葉は主に視覚に関与し、側頭葉は聴覚と言語に関係するものおよび聴覚的な記憶に関与するので、音楽療法では注目すべき領域といえます。そして、この側頭葉の前方部ではイメージや、海《かい》馬《ば》（149頁、図4－9）とのやりとりの結果、自己の分析、評価を加えた

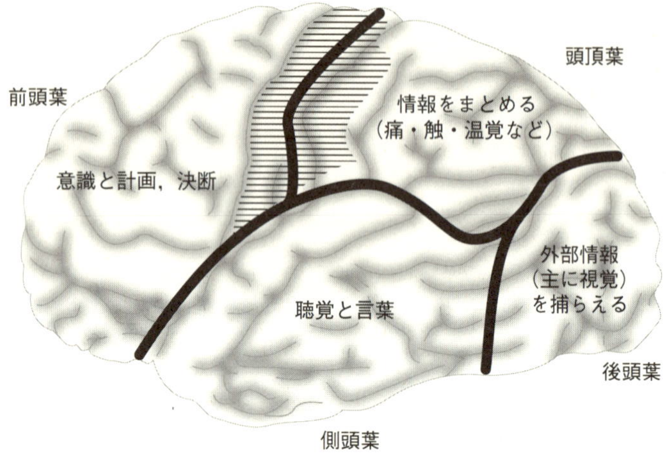

◆図4－7／大脳皮質の四つの働き

ような複雑な記憶にも関与しています。

次に大脳半球を左右に分割して内面から大脳皮質をみると、上述の外側から内側へ入り込んだ部分とはまた別の領域のあることがわかります。ここの〝前頭葉先端下方内側〟には嗅覚と気分に関与する部分とがあり、〝側頭葉の内側〟には触覚、味覚、視覚、嗅覚、情動行動に関与する部分があり、向きあっています。

このように、脳とは真に複雑で不思議な機能を持ち、またこれらがお互いに複雑に関連しあいながら、情報交換を行うネットワークを持っていることがわかっていただけるでしょう。つまり一口でいうと、後頭葉は、外部情報を目というカメラで捕らえたものが送られてくると、その位置・方向とか何物かを分析するところ、また側頭葉は、左右の脳半球にあり、聴覚に関係しながら、言葉と空間認識をするところ、頭頂葉は、個々に届いたいくつかの情報を系統だってまとめるところ、そして前頭葉はこれらまとめられ考えたことを実行に移すための目的意識と計画、および決断を行うところであるといえます（図4－7）。とくに前頭葉は、生命維持に関係している大脳辺縁系とも密接に協調しており、脳のなかでも最高司令部といえます。

④得手、不得手がある左脳と右脳

脳は二つの半球から成っており、左脳半球は右半身を、右脳半球は左半身をそれぞれ交叉支配しています。そのため、脳血管障害などで、身体の左右のどこが不自由になっているかをみることによって、脳のどの部位が障害を受けているかを推定することができるのです。

もともと大脳皮質そのものは左右半球でその機能が異なり、いわゆる優位性を持っています。たとえば、一般健常者では、左脳は言語や論理的・数理的な活動をし、いわば思索型で、観念の分析・形成を行います。これに対し右脳はイメージしたり直感的な活動をし、いわば芸術型であり、視覚的に遠近感や空間的な感覚の処理、情動的な要素の多い活動を営んでいます。したがって、音楽に関して考察すると、その音色・音質の記憶やメロディーの認知などの音楽的要素は右脳が関わっています。たとえば音楽を聴く場合、音楽家でない人はメロディーの流れを聴くので主として右脳を働かせますが、もっと分析的に聴く音楽家の場合は、左脳も働かせて音楽の分析的活動もします。

言語は一般的には脳の左半球にある三つの領域で処理されています。その一つブローカ野は言葉の文法的な処理と構音に、ウェルニッケ野（144頁、図４－５）は言葉の意味づけと理解に、その後方部に位置する角回はイメージを言葉にする役割を持っています。側頭回上側にあるウェルニッケ感覚性言語中枢は言葉の理解に重要であり、さらに頭頂葉にある角回は視覚、聴覚より入った言語刺激の中継地として、またこれらを記憶と照らし合わせて言語や書字として表す情報の中継基地（環境音や音楽の理解には右側）として重要で、ここが障害されると健忘、失語、失書などが生じます。そしてこれらを通って最終的に言葉を話すには、前頭葉にあるブローカの運動

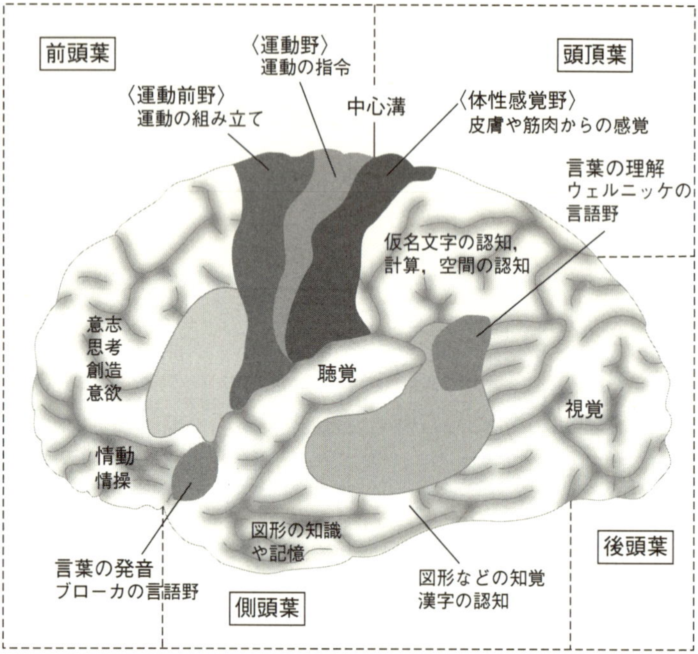

◆図4－8／運動、感覚、言語の機能を司る部位

性言語中枢を必要とするわけです。これら三つの言語に関する中枢は弓状束という連絡線維で互いに結ばれています。そのために、たとえば左前頭葉のブローカ領域に損傷を受けると、言葉は理解できてもうまく話せないようなことが起きます。また、側頭葉に位置するウェルニッケ領域に損傷を受けると、話はしていても意味のある内容にはなっていないということも起きてくるわけです(図4－8)。

⑤情動の中枢である大脳辺縁系および基底核

大脳・小脳で包み込まれた脳の内部をさらに詳細に眺めると、間脳―脳幹―脊髄とつながって下行していくのがわかりますが、この間脳と中脳の周辺は複雑にできており、いくつかの系がこれに絡み合っています。その系の一つに大脳辺縁系があります。

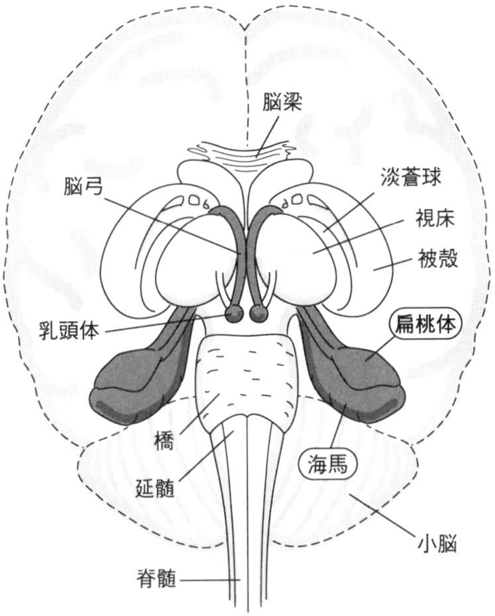

◆図４－９／海馬、扁桃体（濃いアミの部分は大脳辺縁系を示す）
脳を下からみたもの

人間は〝こころ〟を有する感情の動物であるといわれます。この喜怒哀楽を発現したり、食欲、性欲などの本能的行動や情動行動を司る場所がこの大脳辺縁系で、ここは情動の中枢と呼ばれています（図４－９）。

大脳辺縁系と呼ばれる系は、前方の小さな球状の〝乳頭体〟から始まって後方に向かって、平仮名の〝つ〟のように、卵型の〝視床〟をぐるりと取り巻くような細い〝脳弓〟として視床の下方前で両側方の側頭葉の内側付近に〝扁桃体〟で終わります。またこの扁桃体の枕のごとく〝海馬〟が位置しています。

この〝大脳辺縁系〟と〝間脳―中脳〟との位置関係をいま一度たとえでわかりやすく説明しましょう。

左右にある卵型の〝視床〟を母親の両肩とすると、これに細長い赤ん坊がおぶさる形でその細い腕（〝脳弓〟の前部分）を母親の両肩内側の前にだらりと垂らしたようになっており、その先端の赤ん坊の手掌が〝乳頭体〟に相当します。そして母親の背中（〝視床〟）に背負われた赤ん坊の両脚が〝脳弓〟の後半部で背中の両横から前面に突き出したように位置しているといった構造になっています。この足先が〝扁桃体〟に相当し、その大きな靴が〝海馬〟であるという位置関係になっています。

この海馬という不思議な名称のついた部位は、何か勉強したことや嬉しかったこと、悲しかったことなどを短期間、記憶する場所ですが、さらにその記憶したものをそこで増幅、強化して大脳皮質の連合野にあるそれぞれの担当部に送り、長期間記憶されます。おそらく睡眠中にもこの働きはつづいているものと考えられています。たとえば、英単語を覚える際、スペルを何度も書いたり、発音したりして、活動を繰り返すことはいろいろのところからくる回路が幾度も回ることになり、その結果、記憶が増幅され、よりしっかりするわけです。

海馬の上に乗っかるように位置している〝扁桃体〟は、小豆粒ぐらいの大きさで、ここは、情動変化に伴ってホルモン分泌を調節し、自律的な反応を起こしたり、好き嫌いを判断したりすることにも関与しています。そしてこの大脳辺縁系を刺激すると、ホルモン分泌が長く持続することから、情動反応は瞬間的に消えるものではないこともわかっています。

間脳の周辺には、この大脳辺縁系とは別にまた異なった役割をもった神経細胞の集団（大脳基底核）があり、これには〝レンズ核〟（外側の被殻と内側の淡蒼球を併わせて）と、この塊の上方から後方に向かって、ぐるりと〝線条体〟（被殻の一部と尾状核）があります。位置的には中央の左右に卵形をして存在する視床から少し離れ、視床の両側方上方に位置しています。複雑なので、名称だけで詳しくは説明しませんが、これらは錐体外路性不随意運動*に関して重要な働きを演じており、ノルアドレナリンの前段階物質であるドーパミンという神経伝達物質を介して中脳黒質から入力、グルタミン酸を介して大脳皮質からの伝達を受けています。したがって、パーキンソン病、舞踏病、アテトーゼといわれる病気と関連しています。つまり、これらの病気は、ドーパミンのような神経伝達物質に何らかの原因で欠陥あるいは伝達されないからだと考えられています。

＊大脳基底核と呼ばれる神経細胞集団の障害によって生ずるいくつかの症状のことをいいます。たとえば、筋肉トーヌスの変化、運動の調節障害による異常運動が出現します。これは大脳皮質の意識的なコントロールができないので、不随意運動という言葉で異常運動を表現します。

また、この大脳基底核の一部である尾状核の頭内側下部に伸びる〝側坐核〟から出る信号は、顔面表情筋を動かす運動核（顔面神経に直接命令を発する司令部）に入力していることから、このいずれかの部位が障害されるとパーキンソン病などの無表情といったように、情緒を表現することができなくなるといわれています。

(3) バランスを調節・監視する小脳

〝小脳〟は内耳の前庭（平衡感覚器官）、視床、大脳基底核、大脳皮質の運動野と直接間接に連絡網をもっており、また末梢の筋・腱・関節からの神経線維も入っています。したがって、運動や歩行などの際、バランスを調整し平衡を維持する運動調節の役割を担い、身体全体として協調的な運動を行うなどの重要な働きをしています。そして、小脳は、脳幹の後方に位置していることから、脳全体の裏方的存在を果たしていると考えられています（152頁、図4-10）。

たとえば、テニスをしていて、相手にボールを打たれた瞬間、ただちにボールの飛んでくる方向を予測して動きますが、この際、十分な片足の支えと、その反対側の腕とのバランスをとると同時に、小脳でプログラミングされた情報に基づいて大脳皮質の命令でラケ

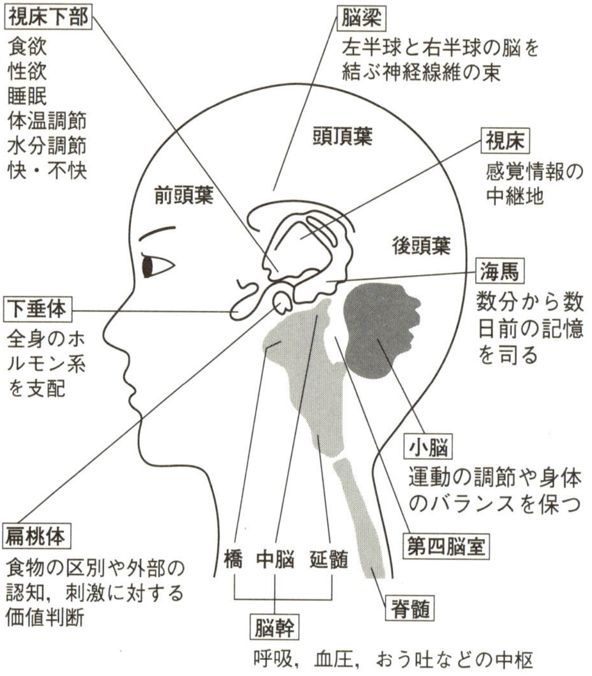

◆図4-10／大脳以外の脳内の働き

ットを打ち出す動作を引き起こすことができるのです。

(4) 生命維持センターとしての脳幹

脳幹とは、中脳、橋《きょう》、延髄を含めた領域の総称ですが、大脳がヒトとしての高次機能を営むのに対し、この領域は動物として生きてゆくために欠くことのできない重要なセンターとしての役割を果たしています。つまり、生命維持の根源ともいうべき部署が脳幹で、ここは、無意識下で自律的に働いています。

中脳は、嗅覚、視覚、聴覚に関係した神経の出入りがあり眼球運動、視覚反射、聴覚反射の調節と運動機能調節を助け、延髄は、心臓血管中枢、つまり心拍数や血圧調節、呼吸数、咳の調節、さらには、ものを飲み込んだり、吐いたりするなど、自律神経を介して自動的に直接コントロールするセンターがあります。なかでも、ここには心臓促進中枢と心臓抑制中枢とがあり、身体各部からの知覚・感覚情報にあわせて心拍を自動的に調節、自律的にコントロールする役割を持っており、したがって、このことを利用した心拍変動の各種のコンピュータ解析で自律神経機能を臨床的に診断することもできるわけです（第5章で詳しく解説）。

〝橋〟は、これら二つの部分に挟まれて位置しているので、大脳からの情報を中継して後方にある小脳に伝えたり、また橋の下部と延髄に存在する心臓血管中枢、呼吸中枢の調整にも関与しています。また、橋から延髄にかけては、顔面の知覚や運動、味覚に関係した神経や、内臓の大部分の副交感神経である迷走神経のセンターが存在します。

脳幹には、このような生命維持センターとしての役割以外に、その中に存在する網様体賦活系という関所的な役割を果たす通路も存在します。つまり脳幹の三つの部署（延髄—橋—中脳）内にまたがって存在する網様体から視床下部後部、特殊な役割のない視床の核（脳の中で神経細胞が集団で存在する部分のこと）など、多くの核を含めた〝多シナプス系〟です。ここはまるで郵便局で手紙の仕分け作業をするように、ある種の振り分け連絡通路のように、その場面に応じてどの情報を上に伝えるかを選択コントロールしたり、またはカットしているのです。たとえば、山岳遭難で生命の危機に瀕している場面では、たとえ骨折していても、行動の妨げになる痛みの情報をカットして生命維持に必要な情報だけを上の脳に伝え、後でこれで助かったと安心すると初めて痛みを上に伝えるなどをしています。

意識を正常に保つためには視床下部調節系（図4-11）と、この上行性網様体賦活系（図4-12）が重要な役割を果たしています。上行性網様体賦活系の一つは、視床を中継経由し大脳皮質に至るもので、これは大脳皮質にある局所的興奮に関与しています。もう一

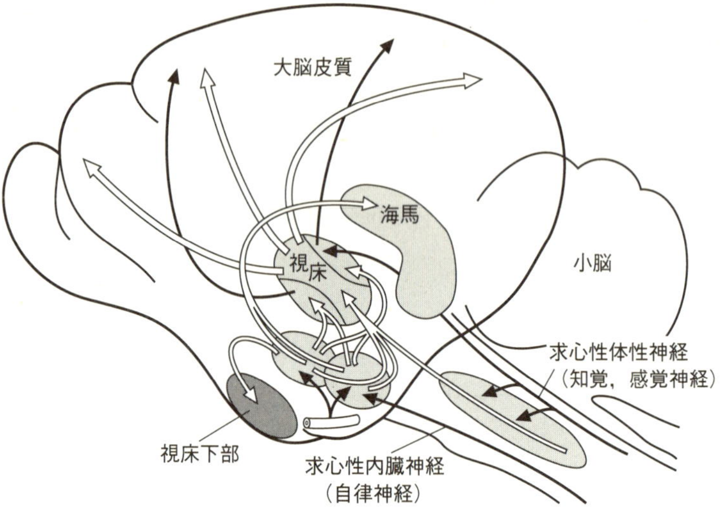

◆図４-11／視床下部調節系(時実)

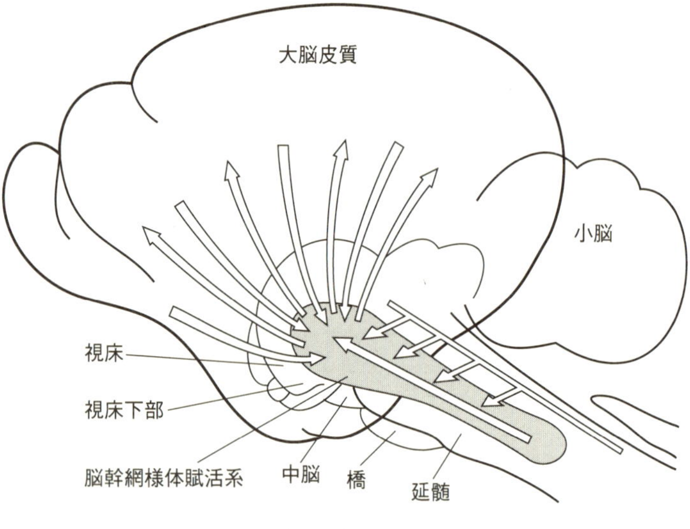

◆図４-12／上行性網様体賦活系(Magoun)

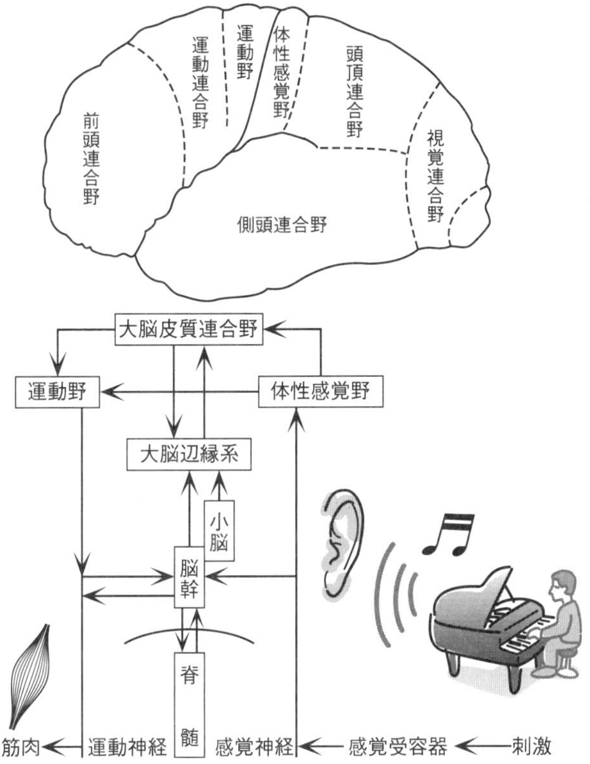

◆図 4 -13／中枢神経系(脳、脊髄)と末梢神経系との関係

つは直接大脳皮質に達するもので、大脳皮質全体に賦活的に作用することで意識を保とうとします。また、内臓からの求心性神経線維が脳幹部の網様体賦活系を通り、視床下部を経由して大脳辺縁系に至る道筋は視床下部調節系を賦活し、βエンドルフィンという脳内ホルモンに関係している物質も分泌することで、生きるための集中力を高めるという、交感神経の活性化を行っています。この賦活系の活動によって意識レベルが支配されているわけです。つまり神経伝達が促進されたり、場合によっては抑制されたり、身体全体からくる刺激の強さも適当にコントロールするというようにして、一見

不思議と思われるような身体の調節をここが行っています。

たとえば一定の姿勢を保持するためには、多くの筋の無意識の協調的な働きが必要ですが、この基本となるのが姿勢反射であり、立ち直り反射で、これに大脳や基底核のほか脳幹の運動中枢もその中継点として関与しています。後述のトランポリン運動に際しても、この複雑な反射機能が働くのです（233頁、図5-19）。

以上が中枢神経系の範疇に入る〝脳―脳幹〞〝脊髄〞のあらましです。先に述べた末梢神経系との間には、図4-13（155頁）のような関係を持ってつながっています。

(5) 神経細胞と神経細胞の間に介在する各種伝達物質

今まで述べてきたように、脳のなかにはいろいろの役目を担った神経細胞がたくさんありますが、一つ一つをみると、神経細胞とそれから出る神経線維が一つのニューロン単位となっています。そして一つのニューロンから次のニューロンへの情報伝達はそれらの間にある接合部（シナプス間隙）を介して発信側と受信側の関係にあり、このシナプス間隙で特有の神経伝達用の脳内化学物質（いわゆる脳内ホルモンともいう）を出してインパルスを伝達しています。これにもいくつかの種類がありますが、そのなかでもノルアドレナリンは興奮性の時にも、抑制性の時にも発せられるホルモンです。また、このホルモンは覚醒にも関与しているほか、体温調節などの自律神経にも関与しています。アセチルコリンも同様であり、記憶に関与しているといわれています。ドーパミンは、覚醒レベルや運動活性に関与しており、脳内で多様なものの考え、たとえば話しあったり想像したりする時の神経伝達をスムーズに行っている際に介在していますが、これが過剰になったりすると分裂症のような精神障害を生じたりと、いろいろの病気と関連するホルモンといえます。セロトニンは、主として興奮作用を示し、痛みや情緒、食欲、睡眠に重要な役割を果たしています。そしてこの脳内濃度の変化で覚醒レベルが低下すると〝うつ状態〟になります。エンケファリン、エンドルフィンは生体内鎮痛物質でもあり、また不快感やストレスを軽減するホルモンとしても知られています。

(6) 末梢神経系の働き

末梢神経系に含まれるものは、その役割から、以下のように大きく三つに分類されます。

①外部情報を入力する感覚・知覚神経

感覚神経や知覚神経とは、外部からの情報を全身末梢の各種の受容器(触覚、温冷覚、痛覚、深部覚などの皮膚感覚や視覚、聴覚)から受けて、中枢神経系に送り上げる求心性(上行性)の神経のことで、これらは、それぞれ脳神経と脊髄神経という神経線維の束のなかに含まれています。

②脳からの指令を出力する運動神経

運動神経とは、中枢神経である脳からの指令を、末梢にある全身各部に下行伝達する遠心性の神経のことで、脳神経と脊髄神経いずれの神経線維束のなかにも感覚・知覚、自律神経とともに含まれています。

③意思と無関係に生体機能を調節する自律神経

自分の意思とは無関係に、身体の自律的な機能を調節統括している神経が自律神経です。内臓や血管などといったいわゆる不随意に働く臓器組織に分布し、生命維持に必要な呼吸、心拍、消化、排泄、生殖などの基本的な機能を営んでいます。このなかにはお互いに相反する作用をするものがあり、一つは交感神経系と呼ばれるもので、全般的に身体の活動に備える働きをする系統の自律神経のことをいいます。もう一つは副交感神経系と呼ばれるもので、消化吸収・排泄など平時の働きをする系統の自律神経のことであり、たとえば臓器感覚、つまり便意は腸の自律神経、尿意は膀胱の自律神経を介して脳に伝えています。そしてこれら二つの自律神経系がバランスを保って、初めて私たちの身体は正常な営みを行うことができるのです。私たちの一日における生活のなかでも、交感神経系の活動が亢《こう》進《しん》し、副交感神経系の活動が抑制される時間帯もあれば、この逆の現象となる時間帯もあります。このように、私たちは、活動と休息とのバランスがよく保たれるからこそ、健康な生活が送れるわけです。ということは過緊張状態ばかりが長くつづくと、このバランスが崩れて病気になりやすくなるといえます。

ところで、この交感神経の信号は脳幹から背骨（脊椎といいます）のなかを脊髄という神経線維の束として下行し、頸椎、胸椎、腰椎（脊椎でも部位により名称が変わります）それぞれの左右外側に枝を出し、神経節と呼ばれる神経細胞の塊のところで、バトンタッチして血管・筋や内臓に分布して命令を伝えています。一方、副交感神経の信号はこの交感神経の流れとは全く異なり、一つは脳幹から顔面には脳神経として、またその他の身体の大部分には迷走神経（一部仙髄神経から）の中に含まれて交感神経の分布している同じ場所に同様に分布して命令を伝える形式をとっています（138頁、図4－1）。

次に、特に本書のテーマと関係の深い、「聴覚とこころ」について詳しく解説しましょう。

3　聴覚：ヒトの「こころ」に達するメカニズム

自然界にあるいろいろな音や音楽は、空気中を振動させながら伝わってくる音波という一種の圧力波といわれるものです。そして高音とは周波数が高いこと、低音とはそれが低いことを意味します。周波数とは1秒あたりの振動数のことで、ヘルツ（Hz）という単位で測定されます。

私たち現代人の多くは、200ヘルツから20,000ヘルツの音を聴くことができますが、人類の祖先は、これよりももっと広い範囲の周波数の音を聴くことができたと考えられます。それは、私たちの祖先は、耳を使って危険を察知し自らの身を守っていたからです。つまり、私たちは、文化生活を営むようになるにつれ、その聴覚機能は、ある面で衰えてしまったわけです。なお、犬は60,000ヘルツまで聞き分けるといわれます。

(1) 耳から脳へ

さて、音波が耳に到達してから脳で識別されるまでの経路は、次のように実に複雑です。まず、空気中の圧力波は外耳道を通って鼓膜を振動させ、次いで骨という固体（中耳内にある）の振動に変わり、それが蝸牛（管）という一種の筒の中を液体の圧力波となって、コルチ器という装置（内耳内）に到達し、ここで電気信号に変換されて神経に伝えられるようになります。そして最後に、脳の聴覚中枢に到達するわけです。ここで、はじめて解読・分析され、脳のある部分に記憶されていたものと比較対比されて、やっとこれがどういう種類の音か、たとえば、誰の声か、嬉しい声か、怒っている声か、ピアノの音か、何の音かなどを判断し、その意味することを認識するのです（160頁、図 4 -14）。

脳卒中やクモ膜下出血などの重い脳血管障害の場合、家族などが呼びかけても反応しないことがありますが、これは、この経路のどこが障害されているかによって決まります。つまり、音の伝達がどの場所までできているかによって異なります。音が脳に伝わっていても、それが何であるかの判別ができず、反応しないだけのこともあるわけです。なお、内耳には、次に説明する渦巻き状の蝸牛（管）以外に、三半規管という三次元構造の輪っぱ状のものがあって、これでどんな傾きも感知することができます。そして平衡感覚を判断できる前庭という器官もあります。

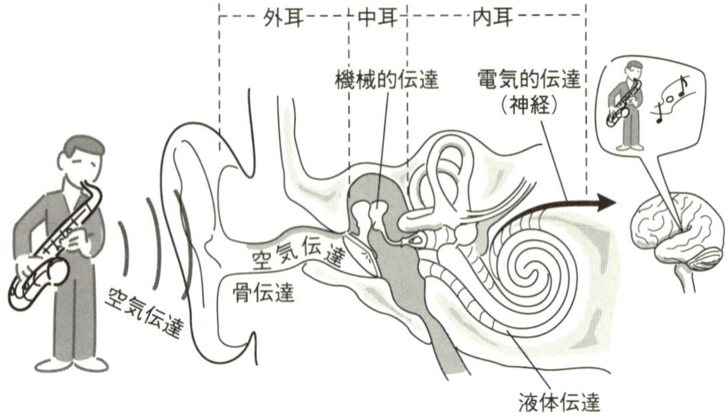

◆図 4 -14／聴覚・平衡器の全景

⑵ 脳内での音の伝達様式と〝こころ〟

鼓膜のことは誰でも知っているでしょうが、よく知られていない聴覚器官のことについて少し解説を加えてみましょう。

蝸牛（管）は渦巻き状で三つの部屋に分かれており、各部屋でそれぞれ違う高さの音を検知します。その先端部分では200ヘルツ（0.2kHz）ぐらいの低音を、そこから次第に高い音を検知する部分がつづき、幅の広い基部で2万ヘルツ（20kHz）ぐらいの高音までを検知します（ちなみに、ピアノの最も低い音は標準のもので30〜20ヘルツ、最も高い音は1000〜4000ヘルツといわれています）。

さらに、ここにきているコルチ器には多くの毛をもつ細胞（線毛）がピアノの鍵盤のように並び、圧力波がこれらを振動させ、まるで川面に浮かぶ水草を揺らすかのように、線毛を動かすことによって、細胞内に活動電位を発生させます。そこで初めて、音は蝸牛神経という神経に伝達され、次々と神経伝達されて脳にまで到達するわけです。

大脳半球の両側にある大脳皮質側頭葉の聴覚野は、それぞれ両耳からの情報を受け取りますが、意識が集中している時は、その途中で得たい情報以外の無関係な音は視床を通過するときに削除されます。結局、側頭葉にある1次聴覚野（144頁、図4－5のブロードマンの41、42領域）は、音の信号が集積、処理される領域です。ここに入った情報は、2次聴覚野（ブロードマンの22領域）に伝えられ、ここで他の領域と連絡して音の記憶や意識とを統合しています。

私たちは、音を聴くことは当たり前のように思いがちですが、いま述べたように、耳に入った音は、複雑な長い道程を経てはじめて〝こころ〟に響くことになるのです。

4 様々な意識障害と脳細胞機能

(1) 意識障害の分類と意識障害時の脳中枢

意識障害とは、交通事故や脳卒中などの脳血管障害などが原因で意識レベルの低下した状態をいいます。これは、大脳皮質が広範囲に侵された場合はもちろんのこと、脳幹部の連絡通路にあたる網様体の障害でも起こるものですが、これ以外でも、何らかの原因によって自分と周囲を正しく認識できず、周囲の状況にも適切に反応できないような場合も「意識障害」と呼んでいます。

意識障害は、表4－1（162頁）のように、その原因によっていくつかの病態が区別されています。これらのなかで、日本で最も多いのは脳血管障害によるもので、およそ40～50％を占めています。脳卒中は、脳血管障害（一過性でないもの）のなかでも、重篤な病態の代表的なもので、これには次のような四つのタイプがあります。

①脳動脈が閉塞する脳梗塞（脳血栓、塞栓）

②脳出血

◆表4－1／意識障害の原因とその病態

＊交通事故などの頭部外傷によるもの

＊脳血管障害（脳出血、脳梗塞、塞栓）によるもの……発生時に突発する激しい頭痛を伴う

＊脳腫瘍……持続する頭痛があって徐々に意識が低下するもの

＊髄膜炎……高血圧性脳症、てんかん重積発作、低血糖発作、中毒（薬物を含む）、ヒステリー等々

③クモ膜下出血

④まれに脳血管の奇形による頭蓋内出血

出血による脳卒中の場合は、直接障害とその物理的圧迫（頭蓋という限られた大きさの器のなかでは、漏れ出た血液の量が増えれば、豆腐状の脳は押しつぶされてしまうこと）による病態を呈し、さらに、2次的な血管の痙攣により血管がふさがれ梗塞が生じると、その病態は複雑になります。

では、なぜ脳が障害を受けると意識障害が起きるのでしょうか。それは、脳の神経細胞は、ほかの細胞と比べて、酸素の欠乏には極めて弱いからです。したがって、脳の細胞に酸素を供給している血流が何らかの原因で閉ざされてしまうと、たちまちのうちに脳の神経細胞は死滅してしまいます。

表4－1であげた病態のうち、外傷と血管障害はもちろんのこと、腫瘍や脳炎によっても、血管は圧縮され、同じような病態が生じてしまいます。それは頭蓋骨がかたく、一定容積しかないからで、この頭蓋内で脳浮腫を生じて容積が増えると、血管は圧縮され、同じような病態を生じさせてしまいます。さらには脳室という空間や頭蓋の下方向へ軟らかい脳実質が押し出されるように脱出する（脳ヘルニアといいます）と生命は即座に致命的となります。

(2) 脳障害の起こり方と回復の可能性

人間の組織や臓器は、多くの場合、損傷されても再生する力が備わっているため、十分もとどおり近く回復することができます。なかでも、臓器移植によく用いられる皮膚や肝臓などは、再生機能が最も旺盛で、これらの細胞は、仮に損傷したとしても、まもなく自らの増殖によって修復することができます。これは、それらを形成している組織の細胞そのものがすべて似ているからです。

しかし、脳細胞つまり脳の神経細胞（ニューロン）は形も役割もそれぞれが特殊化していて、これらはほかの細胞では代用できない面があるため、再生する能力はほとんど期待できません。さらに、前述したように、脳の神経細胞は、酸素の供給が途絶えることには最も弱いために、栄養や酸素を供給する血液の循環が不十分になると、たちまち機能しなくなります。

このようなこともあって、これまで「人間の成人の脳細胞は、一度その機能を失うともとに戻らない」といわれてきました。ところが、後述するように脳の神経機能は、何らかの条件が伴えば、程度の差こそあれ回復しうることが最近わかってきました。たとえば、脳卒中による障害の程度は、個々によってその範囲は大きく異なり、障害の範囲が少なければ、それだけ回復の可能性も大きいといえます。ガス中毒や縊血（首吊り）の場合は、一般に脳の広範囲が障害されるので、それだけ回復の可能性は低くなってしまいます。しかし、　脳卒中の場合は、障害を受ける部位が大脳半球の右か左かというように、片側だけのことが多いので、時間の経過とともに自然回復の可能性もあるし、初期の段階を乗り越えた患者のなかには、理学的リハビリ療法によって失った機能の多くを回復するケースもみられます。本書の口絵でも紹介したように、音楽運動療法という新しい方法が医学的にもその効果が少しずつ認められるようになりました。

しかし一方、交通事故や脳血管障害などで意識が消失し、数日から数週間にわたって昏睡状態がつづくことがあります。昏睡状態とは、大脳皮質が障害されたために、人間としての高次機能が欠落している状態をいいます。このような状態の患者は、一見死んでいるかのようにもみえますが、心拍や呼吸はもちろんのこと、消化機能や排泄機能など生命体の基本である自律神経の機能は維持されており、生き物としての機能は確実に働いています。このような状態を植物状態と呼びます。ただし、このような状態の患者は、外からの呼びかけに対して反応しないが、酸素が供給されて顔色もよく心臓も動いているので、あたかも眠っているだけのようにみえるため、介護にあたる家族の多くは、真の病態がなかなか理解できないことが多いのもやむをえないことです。

(3) 再生不能といわれる脳神経細胞でも……

しかし、家族の呼びかけにまったく反応せず植物状態と思われていた患者が、奇跡的に意識を取り戻したという臨床例はいくつもあります。これは、脳の神経細胞に損傷がおきても、リハビリなどの刺激を行うことによって、損傷を免れた神経回路に新しい役割があたえられ、その結果、ほかの神経細胞から線維突起（軸索と樹状突起）を成長させるために、脳のなかに新しい結合と配線がつくられたと考えられます。つまり、細胞と細胞との間には、シナプスといわれるネットワークシステム（神経細胞単位と神経細胞単位との間はつながっておらず、シナプスという狭い間隙の接合部があり、さまざまな化学物質を含む液体からなる接合部）が細胞一つ一つに約1000個から数万個ずつあり、これが増える可能性を秘めているのです。すなわち、上記の突起からは側枝を成長させるようなある物質を産生し、結合相手のいないシナプス接合部に対して、迎え水としての信号を送る結果、通じ合ってわき道やバイパスが形成されます。それによって新しい経路にインパルス、つまり、活動電位というパルス状の電気を発し、神経の伝達信号を送ることができるようになると考え

◆表4－2／脳卒中によって現れる各種の症状

- **失語**：発語を誤ったり、話し言葉の理解に障害がある。物品が何であるかがいえない。失名詞などがある。左半球の障害で出現する。
- **失行**：誰かに指示された運動・行動を誤って行う。渡された物品を誤って用いる。左右半球いずれの障害でも出現する（その内容による）。
- **失認**：見たり、聞いたり、触れたりした対象物を認知できない。左右半球のいずれの障害でも出現する（内容による）。
- **半側空間無視**：本来、視野の中に見えるはずの視界範囲で欠損を生じている。右半球の損傷による左側空間無視の頻度が高い。
- **記憶障害（健忘症）**：左側病変による記憶障害では言語記憶が障害され、右側病変では非言語性の記憶が障害される。

られています。

もともと脳の神経細胞は、四方八方に突起を伸ばして回路網をつくり上げていますが、最近の研究では、レーザー光という組織を活性化させる刺激によって、この突起を伸ばす〝たんぱく質〟が存在することが突き止められています。これは、患者家族はもちろんのこと、われわれ甦生リハビリ学を研究するものにも希望をもたらすものです。

昔から、「頭は使えば使うほどよくなる」といわれています。また、人間の身体には、たとえその一部が機能しなくなっても、別の部分がそれを補う「代償性」という力が備わっていることも事実です。これまでの日本の医療は、どちらかというと、薬剤に頼ることが多かったのですが、これからは、何らかの快刺激でもって患者の脳・自律神経系に働きかけ、生来持っている自然回復能力を有効に発揮させることをもっともっと考えるべきです。ここに、快刺激をあたえる「音楽運動療法」が医学的にも可能性を秘めていると、著者（後藤）は確信しています。

ただ、脳卒中を起こした場合、その障害を受けた場所が左半球なのか右半球なのかによって現れる症状が異なります。左半球が障害を受けると、多くの場合は失語や失行が、右半球の障害の場合は「半側空間無視」といわれる症状が代表的なものとして現れます（165頁、表４－２）。この症状の現れ方で障害された部位がおおよそ推定できるため、医療関係者にとっては、患者のリハビリを行うに際し、たいへん参考になります。

(4) 深い意識障害から回復した脳と気力・意欲

①脳血管障害における気力・意欲の低下原因とその対策

脳卒中など脳血管障害に伴う精神活動性の低下は、行動や人格面など、〝こころ〟にも変化を来たすので家族を悩ませます。とくに「うつ状態」は、医療としてのリハビリを行ううえでも障害になります。脳卒中後のうつ状態は、内因性のうつ病よりも〝やる気〟のなさが目立つといいます。脳卒中後になぜうつ状態となり、なぜ意欲が低下するのかは、以下の四点が考えられます。

第１に、脳血管の障害そのものによる器質的病変（解剖学的形態学的に廃絶すること）や循環障害（脳への栄養補給路が断たれること）が生じているからで、これは脳のなかでも前頭葉にある前大脳動脈支配領域に生じやすいものです。実際に脳卒中後のうつ状態と前頭―側頭部の脳血流との相関性が高く、この脳血流の改善とともに抑うつ度も改善したという研究結果が報告されています。

第２に、意識水準が低下し、感情の不安定が長引くため、次第に自発性低下を来たし、ぼんやりした表情や放心状態になります。

第３に、本人を取り巻く環境にも要因がありますが、心理的にも「自分はもうダメだ」といった気力喪失状態が、ますます「やる気」の低下を招きます。

第4に、同様に周囲からの積極的な働きかけが少ないことや、高齢者を子供扱いすることが自発性を削《そ》ぐ要因をつくっていることもあります。

これらのうち、特に第4の対策としては、高齢者のプライドを損なわないように注意すべきでしょう。すなわち、患者に接する医療介護関係者は、患者と自分との経験年数などとの間にどういう関係や立場に自分がおかれて接しているのかをよく理解し、また声を掛けるにしても、接しているうちに生ずる状況の変化にもそれ相応の接し方があります。そして患者個人が持っている潜在能力を何とか引き出し、興味や意欲を増進させるようなリハビリ・プログラムを実施すべきだと思います。

慢性期の患者の自覚症状や意欲低下に対する治療薬として、従来は脳代謝賦活薬や脳循環改善薬が使われていました。しかし最近になって、これらは有効性が認められないということで発売中止となってしまいました。このことは単に脳循環をよくするだけでは、やる気は出てこないことを意味しています。そこで、脳内に意欲を増進刺激するネットワーク回路を構築、または賦活するようなクスリが望まれるわけです。そのようなクスリになるのが〝著者らが提唱している野田式音楽運動療法〟なのです。つまり、退化した神経機能や脳を活性化するには、五感（聴・視・味・知・平衡感覚）に総合的に快刺激をあたえることが最高のクスリになるということです。

②脳内神経ホルモンと「やる気」

人間は、誰もが気力・意欲が低下して「やる気」をなくすことがありますが、多くの場合、過労やストレスの原因を取り除けば、それは解消されていくものです。しかし、前述のような脳障害を起こした人は、その後どうしても「やる気」が低下するのが一般的です。それは、なぜなのでしょうか。

脳内には、神経細胞とそれらを互いに連絡する神経線維があるほか、これらの間をつなぐメッセンジャー物質もいくつかあり、一般にはホルモンと呼ばれる神経伝達物質があります。これには、神経活動を促進したり抑制したり、そして痛みを和らげたり、気持ちをよくしたりする麻薬のような働きをするものがあるほか、やる気を起こさせるようなものがあるなど様々なものがあります。

神経線維を電線にたとえると、これらのいわゆる神経ホルモン（内分泌物質）は、一つの神経単位から次の神経へバトンタッチする電流という関係にあり、たとえ電線が切れても、ある範囲内では液体物質としての神経ホルモンが流れ着いて目的の次の神経細胞に伝えることもできます。この代表的な物質として、ノルアドレナリンとセロトニンがあります。そしてTRH（甲状腺刺激ホルモン）も心拍を増やす意味でも、いわゆる〝やる気ホルモン〟といえるかもしれません。

それでは、やる気を起こさせるメカニズムはどのようになっているのでしょう。その秘密は、大脳の内部にある大脳辺縁系といわれる部分に隠されています。たとえば、この部位が音楽やトランポリンの上下運動で刺激されると、大脳辺縁系の海馬という、嬉しかったり悲しかったりしたことを記憶する場所と、好き嫌いを判断する扁桃体から、これら記憶判断を長期に保存している側坐核に相談し、ゴーサインを視床下部―下垂体に伝えて、ここからホルモンが分泌され、大脳前頭部の総合的連合野を刺激し、最終的にやるかどうかで行動が開始されます。

このように、やる気の信号は、脳内の各部分にわたってネットワーク回路を駆け巡るわけで、これは、繰り返し快感刺激をあたえることによって、その効率は促進されるはずです。

③自然治癒力の核：免疫系と「やる気」

人間にはもともと自然治癒力が備わっています。医療とは、この自然治癒力を積極的に支援するか、またはその不足を補うことにあることは論を待ちません。この自然治癒力とは、一体どのようなことをいうのでしょうか。

こころと身体を結び、これらをコントロールしているのが自律神経系とホルモン系の役割であることは、古くから論じられてきましたが、最近では、これらに加えて〝免疫系〟の働きが第３の自然治癒力であるという証拠が次々に明らかにされてきました。そして、この免疫系と精神神経系との連携についても知られるようになってきました。

たとえば、免疫細胞であるＴ細胞やマクロファージから分泌されるサイトカインは、単に免疫細胞の間だけの情報伝達をしているのではなく、これまでは無関係とされてきた神経細胞にも伝達されていることがわかってきました。つまり、サイトカインは神経調節物質でもあるということになります。

また一方では、脳内に存在しているセロトニンやカテコラミン、エンドルフィンなどの神経伝達物質は、神経細胞の間だけでなく、免疫細胞にも作用していることもわかっています。たとえば、βエンドルフィンがガン細胞やウイルス感染細胞を殺すといわれるナチュラルキラー細胞を活性化し、抗体産生反応*を上昇させるとか、前述のTSHも抗体産生反応を高める等々です。

*一般に生体に異物（ウイルスなど）が侵入してくると、これが抗原となって生体は反応し、体液性、細胞性に抗体という対抗物質を産生し、これが抗原と結合して分解したり、貪食《どんしょく》したりして除去しようとする反応。

さて、気力の「ある」「なし」によって、本当に病気が克服できるのでしょうか。これについては、最近、免疫物質も脳に作用することがわかってきました。つまり、免疫反応を起こす過程で、最初の引き金役をする生理活性物質であるインターロイキン１という免疫物質は人体内で免疫促進をする一方で、抑制もするというのです。免疫のアクセル役とブレーキ役の双方の役割を果たす物質を分泌させて、身体のバランスを維持しているというわけです。

この相反する働きをするメカニズムとしては、まずこの物質が脳中心部にある神経核に作用するとプロスタグランデインＥ２を放出させ、これが視床下部―下垂体に働きかけACTH（副腎皮質刺激ホルモン）を分泌させ、これが副腎にいわゆるステロイドホルモンを分泌させて免疫反応を抑制するということで、「病は気から」を科学的に解明した研究の一つとして、たいへん興味深いものです。

そのほか、免疫系の調節が神経系によっても行われていることが、〝習慣づけ〟された動物モデルでも実証されています。これによると、学習が記憶され一種の条件づけを行うと、体内に入った異物を排除するための抗体が産生されたりされなかったりするということは、免疫系の機能が脳によってコントロールされているのではないかということになります。さらに、このように神経系からの情報が免疫系を調節することができるということになれば、神経系のうち感覚系（たとえば音楽情報など）をうまく操作することによって、同様に免疫系を含めた自然治癒力を高めることも可能だと考えられます。

以上のような脳内の機構を考えると、前述の外部刺激とともに、患者の「やる気」をどのようにして起こさせるか。ここに「音楽療法」なるものが昔から世界中で試みられてきた理由があります。しかし残念なことに、これまで音楽療法に対する科学的な証明はなかなか進まず、医療の世界でも十分に活用されるまでに至っていなかったのが現実でした。

④野田式音楽運動療法と「やる気」

本書の共著者である野田氏は、意識障害者などの患者に対して、目の前で音楽を生演奏していますが、これは、障害のある患者に音楽という「言語」で感情に働きかけ、患者の不安定な情緒を安定させるに極めて効果的な医療手段ともいえます。この音楽運動療法で重要な部分を担っているのは、「運動」という名の快感刺激を伴った訓練リハビリであるということです。

つまり、まわりの人も含め、音楽という一定のリズムに知らず知らずのうちに乗せられて楽しく行えるところにあります。それは、介助者と患者を坐位または立位でトランポリンに乗せ、そのトランポリンの一定のリズムを持った上下動にあわせて、上記のように、マンツーマンで患者の〝のり〟にあわせて生演奏を実施するところにあります。たとえ患者自身がのってこなくても、身体を密着させている介助者がのってくれば、そのことが自ずと肌を通じて患者にも伝わり、いつしか患者も〝のせられ〟てくるわけです。トランポリン上の患者は無関心でいられないし、眠っているわけにもいかないのです。

トランポリンの上下動のリズムと、それにあわせるように演奏される音楽のリズム、これらによって患者の脳内には、知らず知らずのうちに、「やる気」を起こさせる脳内ホルモンが分泌されるほか、身体のバランスを保つための神経伝達もスムーズとなり、感覚神経からの情報を受けたり、運動神経などに指令を出したりして、脳という中枢センターも活動せざるをえなくなります。

トランポリン上下運動は、運動といっても決して激しいものではありません。しかも、この療法は苦痛を伴わないばかりか、音楽リズムに次第にのせられ、リズミカルな上下運動で徐々に快適な気分になっていくために、これまで行われてきた他のどのような医学的リハビリ療法よりも、患者にはより自然なものとして、そして〝こころにやさしい〟療法として受け入れられるはずです。このことは後で述べるように実際に医学的科学的に〝心地よさ指数〟という数値で証明しています。

これが本書で提唱する音楽運動療法の特徴でもあります。本章であえて「野田式」としたのは、野田氏の奏者としての個性と、患者に対する情熱は誰にでも真似のできるものではないと感じるからです。著者（後藤）は、コンピュータ解析法によってこの時の全経過を脳波解析と脳幹にある心拍調節中枢の機能を通じての自律神経機能解析を行ってきましたが、その感をますます深くしています。その成果の詳細については、第５章で述べます。

⑤脳再生の可能性と「やる気」

脳には1000億個もの神経細胞があり、成長とともにそれは重さを増します。しかしその一方では、20歳を過ぎる頃から、脳の神経細胞は毎日およそ20万個ずつが死滅するともいわれます。それに対して、脳は常に変化して新しい入力に対応し、使えば使うほど新しいことを覚えたり、学習し記憶を蓄えたりすることができます。たとえば、50の手習い、最近では60の手習いといいますが、明らかに衰退年齢に達していたとしても、脳を絶えず刺激するように努力をすれば、脳神経の伝達回路が新しく構築されることも確かなのです。

また、すっかり忘れていたことを何かがきっかけで突然思い出したり、あるいは、突然新しいアイディアが浮かんできたりすることもあります。さらに、「どうして今までこんなことに気づかなかったのか」と思うようなことに出くわすことは、枚挙に暇《いとま》がないほど経験することです。これは、年をとってもまだまだ使われていない脳細胞があることを意味するのか、それとも、脳内にそれまで存在しなかった新しい連絡回路が構築されたり、あるいはインパルスが通りやすくなったり、神経伝達のパイプが太くなったりするのかというようなことが考えられます。一方では、神経回路という電線をさびつかせないことも必要です。このように考えると、いくら年齢がかさんだとしても、まだまだ可能性があるということです。とすれば、脳障害を起こしたとしても、年齢にもよるでしょうが、方法いかんではまだまだ機能の回復ができるはずです。

しかし、それには何らかの「きっかけ」が必要となります。このきっかけになるのが脳に対する訓練・鍛練を含む外部からの刺激なのです。ただ厄介なことに、この単なる外部刺激だけでは、複雑な〝こころ〟を持つヒトの脳は活性化しません。何が厄介かというと、そのヒトが〝嫌々やらされる〟といった気分でリハビリをしていては、訓練の効果はあがらないことです。つまり、患者側の「やる気」の有無とその大きさが脳の活性化に大きく影響するということです。このことはここで述べたように、科学的にも少しずつ解明されてきているところです。この「やる気」を起こさせるきっかけとなりうる療法が、本書で紹介する「音楽運動療法」なのです。

5 脳卒中患者の在宅療法への道

(1) これまでのリハビリとこれからのリハビリ

病院などで従来から行われてきたリハビリテーション医療（以下、リハビリ医療）では、様々の工夫もされ効果をあげてきました。そして最近ではリハビリテーション科として独立し、脳障害や意識障害の患者を対象とした領域のリハビリ医療は大きく進歩してきています。

リハビリ医療とは、「障害を持つ患者を、可能な限り人間として望ましい生活ができるよう支援すること」をいいます。リハビリ医療では、発病した急性期にもそれなりの支援は必要ですが、多くは急性期を過ぎ、機能回復に専念しようという時期に、心配りや支援を行うものです。その支援とは、訓練（患者を教育することも訓練のうち）、装具装着、環境整備などです。さらに、リハビリが長期にわたる可能性が高いので、最近では、病院から在宅リハビリにバトンタッチされ、専門職員の訪問支援で行う維持的リハビリが推奨されています。これには、作業療法士、理学療法士、言語療法士、義肢装具士、医療福祉士（仮称）、臨床心理士（仮称）、さらには音楽運動療法士（仮称）などの医療従事者がスタッフとして活躍しています。このほか救急外来、集中治療部，内科、外科、脳外科、整形外科、精神科に勤務するナースもリハビリテーションナースとしての知識を必要とします。しかし、これら医療従事者の数は、まだまだ十分なものとはいえない状況にあります。そのためかこれまでのリハビリは、往々にして患者の〝こころ〟に無頓着で、訓練することばかりに目が行きがちでした。

リハビリといってもやたらと訓練ばかりをつづければよいというものではありません。特に、リハビリに痛みを伴うような場合、たとえば肩手症候群、凍結肩甲、五十肩様肩関節周囲炎といわれる症状を持つ患者の場合は、リハビリそのものが苦痛になることがあります。このような患者は、四肢の硬直した状態になりがちです。これに対して、理学療法士が屈伸運動などを他動的に行いますが、あまり強制的に行っては患者の苦痛を増大させるだけで、その効果は半減してしまいます。つまりリハビリなどの訓練は、患者自身が楽しいと感じながら行えるものでなければ効果は期待できません。なぜなら、快適な情動を伴なわなければ、患者には自発性は生まれず、その結果、脳神経機能が活性化されないからです。

前述のように、音楽運動療法はこの点でも、患者の〝こころ〟と身体に働きかけ、両者をバランスよく刺激鍛錬するという、自然的な訓練療法といえます。音楽運動療法は、人とも関わり合いながら気持ちのよい上下運動をトランポリンで、しかも患者の好きな音楽を選んで展開するものですから、いつしか楽しいという感覚を呼び起こし、それがリハビリの継続にもつながるわけです。

ただし、次に述べるような通常のリハビリ訓練も必要なことはいうまでもありません。

一応ここに、日本の病院でリハビリのために現在どのようなことが実施されているかについて項目のみを列挙してみます。

①運動療法：筋力増強訓練、持久力訓練、関節可動域訓練、巧緻性訓練、その他リラクゼーション訓練

②マッサージ、マニプレーション

③物理療法（温熱、レーザー光線等）

④バイオフィードバック療法

⑤電気治療
⑥牽引療法
⑦水治療法
⑧神経ブロック
⑨その他；歩行訓練、作業療法、言語療法、心理療法（模倣学習、家族療法、認知療法）が専門テラピストによって実施されています。

(2) 歩行が可能になる脳卒中片麻痺患者

脳卒中患者は果たして歩けるようになるのか？　脳卒中の患者のいる家族にとって、このことは大きな関心事です。

これに関しては、次のようなことがわかっています。

脳には左右の半球があり、お互いの脳半球から下行性（遠心性）に神経を介して伝達される随意運動指令経路が、途中いくつかの場所で反対側に交差して伝えられています。そのため、運動筋の体幹部や、胴体に近い近位筋といわれる腕や太もも、さらに胴体から離れた腕―手―指・足―足指と伝達系が異なった麻痺を生じさせています。そこで、片方の大脳半球が脳卒中で障害されても、反対側の非障害側の大脳半球からの指令が胴体とそれに近い近位筋の随意運動には届くことから、障害場所やその範囲の広さで異なるのですが、回復の順序としては、まずその部位から改善されていくことになります。ですから、適切なリハビリ医療が施されれば、脳卒中の患者は、胴体に近い腕や脚の筋肉は早期から動かせるようになるので、基本的には歩行が可能になるはずであるというわけです。

実際、麻痺側のこれら近位筋が回復することによって、膝関節の伸展が可能になれば、末端筋肉や足関節の随意運動が回復していなくても、補助具（短下肢装具）をつければ坐位から立位、そして補助具歩行、さらには独歩の順序で歩行が可能となります。たとえば、足関節の弛緩性麻痺が残っている場合には、両側支柱付クレンザック継手付のもの(SLB)を、ある程度は足関節随意運動が回復している場合には、プラスチック製のもの(SHB)がよいといわれています。

(3) 脳卒中後の病院でのリハビリ日程の一例

脳血管障害のうち、急激に神経徴候を主体に発症したものを脳卒中（stroke）といい、前述のごとく出血と梗塞に大別されます（161頁）。脳卒中の患者は、大抵発症3日以内に入院するのが通常であり、第1日目に確定診断し治療を開始します。ナースは3日目までに情報収集を終えるようにします。患者の治療には、手術を要するものや、内科的に治療されるものとがありますが、患者の運動麻痺の程度によっては数日以内に理学療法室に紹介され、リハビリが開始されます。全身の機能が低下している高齢者では、いずれにしても両側の大脳半球に障害があるため運動マヒの回復が不良となりがちです。意識障害が長引くことは大きな問題ですが、多くの場合、意識障害の回復とともに運動麻痺は改善されていきます。

リハビリの実際としては、まず、①関節拘縮《こうしゅく》（長い期間、筋肉や関節を動かさないでいると、筋肉萎縮で関節を曲げたりすることができなくなり、硬直したようになること）が起こってしまうと廃用症候群といわれる状態になり、リハビリはより困難となります。まずはこれを予防するためのリハビリを開始します。②呼吸、心拍、血圧や体温といった基本的生命現象の機能（バイタルサインといいます）が安定するまでは、ベッドサイドでの訓練から始めます。③バイタルが安定してからは訓練室での訓練を開始します。

脳卒中患者のリハビリでは、その原因となった高血圧などの血圧をきちんと管理することが再発の予防には大切で、血圧が高いほど再発率は急増します。脳梗塞の場合は、拡張期血圧（一般に下の血圧のこと）が85～89 mmHg（アテローム型の場合）、80～84 mmHg（ラクナ型の場合）が再発率の少ない至適レベルとされています。また、クモ膜下出血の場合は、発症から1～2週間に脳血管攣縮《れんしゅく》による脳梗塞を合併することがあるので、関節拘縮予防訓練では、関節可動域訓練以外は症状が不安定な急性期には行わないほうがよいといわれています。

これらがスムーズに行われれば、入院７日目には「ベッド上全介助の患者」、つまり、寝たきりのような患者を全くなくすことができ、少なくとも坐位の姿勢が保持できるようになる患者は37％、立位の姿勢が保持できるようになる患者８％、補助具を使って歩けるようになる患者45％、一人で歩けるようになる患者10％の割合という報告があります。

このように、早期からリハビリを開始することによって、廃用症候群といわれるような状態になることを防止し、日常生活動作を拡大させられますし、入院30日後には自力で車椅子への移動動作が可能になります。このようにゆけば理想的な展開といえます。

(4) リハビリを促進する〝星状神経節ブロック療法〟

リハビリ訓練の前に、ある種の〝神経ブロック療法〟（ペインクリニックという痛みを専門に取り扱う部門が、大きい病院にはある）という療法が最近では行われるようになっています。これは、脳卒中後の各種の痛みを和らげるのに有効で、特に頸部にある交感神経節（星状神経節）という部位にごく少量の局所麻酔薬を注入しておけば、10〜20分後にはその側の腕、その他注入側の末梢血流がよくなり、硬直した筋肉も緩み、さほど痛みを感じずに四肢の他動的運動が気持ちよく行えるようになります。そのため、リハビリは大いに促進され、患者は一度これを経験すると繰り返し実施することを希望するようになります。

もちろん、リハビリを行うに先だってこの療法を受けるのであって、リハビリのつど繰り返しこの療法を受けることがよいことはいうまでもありません。ただし注意すべきことは、ことに脳梗塞患者の場合、血液が固まりやすくならないように〝抗凝固薬〟が処方されていることです。つまり、このような患者の場合、針を刺すなどの治療に際しても出血しやすいため、これまではこのような方法は避けられてきました。しかし、この特殊療法は、専門医師の手で行われればその危険性は少ないことを著者は実際に経験しています。

(5) 在宅リハビリの意義

現在､わが国の慢性期医療制度が大きく変わろうとしています。すなわち、これまでの病院における慢性期の医療から､在宅や地域での自立を目指した福祉に重点をおいた政策がとられるからで､今後はますます在宅療法がすすめられることになるでしょう。ですから、どうしても病院での療法の合間にも､積極的なケアーが望まれます。

ここで紹介した野田式音楽運動療法は、実際に現場をみた人でないと実感がわかないでしょうが、脳卒中や脳外傷による意識障害患者に対して、注目すべき効果がみられます。しかし、この療法は、マンツーマン方式で患者の時々刻々変化する表情などに敏感に反応しながら30分程度をかけて行うため、自ずと限界があります。そこで、脳血管障害者をおもな対象にした、現時点で考えられる在宅でのリハビリの心得や要点、方法などを医療者の立場から紹介します。

①在宅リハビリにおける患者家族の心得

介護保険制度が平成12年４月より実施されます。まだまだ問題点の多い制度で、スムーズに実施されるまでには時間がかかると思われますし、試行錯誤をしながらも工夫してよりよい方法を考え出さなければなりません。

しかし、在宅で患者を抱える家族の立場になると、まずは経済的な問題や社会的な問題で悩むことになると思われます。ただ、患者本人のためを中心にしていうならば、在宅中の患者を他人に隠すことはないということです。ほかにも同様の患者を抱える人は大勢います。このような患者を身内に抱えることになって、初めてどうしたらよいか戸惑うことになります。そこで、経験者家族の知恵を借りたいと思うのは当然です。ともすれば落ち込みやすくなりがちですが、家族が落ち込むと患者本人にも影響します。患者には絶えず明るい新しい刺激が必要なのです。長期にわたるリハビリを積極的かつ強力に実施するには熱意にも増して持続して実施できる意思と体力が求められます。そのためには、医療関係者には遠慮なく接するだけでなく、見舞いや同病家族の来訪を快く受け入れることです。これが意外と本人にとっても、家族にとっても継続性を保つうえでもきっとよい結果をもたらすはずです。

②脳血管障害者の心理とは

障害の程度によって一概にはいえないまでも、患者本人は周囲の身内に対しても自分からのコミュニケーションが思うにまかせず、自分にかまってもらう時間も減るので、いつしか孤独になっており、気力も次第に衰えていくと考えられます。

ジャーナリスト横田氏が自ら患者として体験したことを記した『脳卒中リハビリ日記』（朝日新聞社）の中で、気持ちの焦りを次のように述懐しています。

「言葉が自由に出ないとなると、余計に大声を出してみたくなる。歌は人間の本能に根ざしているとみえ、大声を出して歌ってみたいという欲求を禁じ得ない」、「頭脳にストックされた言語・言葉が録音テープを消去したみたいになくなってしまうのではなく、頭の中で思っていることが声になって出てこないし、また文字という形に出せないだけだった」

このように、意識障害者は、それまでできていたことができなくなったことへの苛立ちを率直に表現しています。家族は、できうる限り患者の気持ちを推し量って、温かな態度で接するようにします。

③在宅リハビリのプログラムとその進め方の留意点

従来から行われている癒《いや》し治療としての音楽療法にも、それなりの効果は認められています。それゆえ、ここで述べてきたダイナミックな音楽運動療法の合間の日に、通常の音楽療法を実施することは、当然ながら効果的だと思われます。野田式音楽運動療法が、間欠的に行う〝より積極的な甦生《そせい》活性化〟という「甦生リハビリ療法(後藤)」とするなら、その合間にリラクゼーションさせることもまた必要なことです。なぜなら、人間には山あり谷ありの環境がよりよい刺激となるからで、興奮とリラクゼーションの繰り返しこそが、より人間を向上させるのに必要なのです。「連続の刺激よりも、いったんリラクゼーションさせた後の刺激は、より効果的な興奮を呼び起こす」ということをリハビリに関わる人は心得ておきたいものです。

また長期にわたる努力の結果、何とか回復してきた時の喜びは本人はもとより、家族にとっても大きなものだと思います。しかし、患者や家族の努力の経過について、他人に説明する頃には詳細を忘れてしまうものです。この場合、何らかのデータがあれば、誰にでもよくわかりますし、やはり記録は貴重な闘病日誌として重要です。その一つになる日常生活動作の評価法について考えてみます。

リハビリにおいて、日常生活動作を評価することは、ともすれば煩雑で難しい作業ではありますが、目立って変化しない状態を長い目で見た時、その効果を証明するのに役立つので、極めて重要なことです。そのため、ここに取り上げた脳血管障害を中心とした意識障害も含めた脳後遺症の機能的自立度をどのように評価していくかは、ますます重要になってきています。

身体的障害の程度は、国際的にも、①生物学的なレベルでの「機能障害」、②日常生活における障害を周囲環境との関わりで捉えた「能力低下」、および③「社会的不利」に分けて評価をしています。

このうち②の「能力低下」については〝何ができないか〟という障害に注目するのではなく、むしろ〝どのくらいできるか〟という視点で捉えるべしということと、③の「社会的不利」については〝周囲の人たちへの加わり方がどの程度制約されているか〟という視点で判断すべしとなっています。

今後はこれら機能障害、能力低下の評価がリハビリや介護をする人たちによって行われ、音楽運動療法や通常のリハビリを行うこと

◆表 4 − 3 ／日常生活行動の評価方法

評価項目			採点基準
	〈大項目〉	**〈小項目〉**	**点数**
運動項目	セルフケア	食事	〈介助者不要の場合〉
		整容	7：完全自立
		清拭	6：修正自立　時間がかかる、補助具必要、安全性配慮
		更衣・上半身	〈介助者必要の場合〉
		更衣・下半身	5：監視・準備　監視、指示、促し
		トイレ動作	4：最小介助　75%以上自分で行う
	排泄コントロール	排尿管理	3：中等度介助　50%以上、75%未満自分で行う
		排便管理	2：最大介助　25%以上、50%未満自分で行う
	移乗	ベッド・椅子・車椅子	1：全介助　25%未満しか自分で行わない
		トイレ	
		浴槽・シャワー	
	移動	歩行／車椅子	
		階段	
認知項目	コミュニケーション	理解	5：監視・準備　監視、指示、促し
		表出	90%より多く自分で行う
	社会的認知	社会的交流	4：最小介助　75%以上、90%以下自分で行う
		問題解決	他の点数は運動項目と同じ基準
		記憶	

上記の基準を反映する項目個別の具体例も用意されている

で、患者の状態がどれだけよくなっているのか、少しの変化も見過ごすことなく、評価をしていただきたいと思います。
今日、この領域の評価法として完全なものはありませんが、最も普及しているものを別表に紹介しておきますので参考にしてください（181頁、表4－3）。

(6) 在宅リハビリに活用できる道具類と手段

音楽運動療法では、トランポリンの上に患者と介助者がともに乗って実施するものですが、トランポリンは場所をとるほか、在宅療法として用いるには高価だという短所があります。
そこで、このトランポリンに代わるものとして、以下のようなものがあります。次にそれらの特徴などについて紹介します。

①フィジオボール

これは、トレーニングジムや体操クラブ、リハビリセンターなどで健康維持増進の目的で使用されているものと同様のもので、無理なく腰かけられる程度の大きさと弾力性を持った大きなゴム製ボールです。意識障害の患者に対する場合は、患者がボールから落ちないように、介護用具で支えながら実施するなど、安全への配慮が必要です（詳細は第1章36頁）。

②愛玩動物（ペット）

寝たきりに近い意識障害患者には無理としても、患者の障害の程度や、元気な時の好みなどにもよりますが、犬や猫、小鳥など危害の少ない小動物をそばにおくことも、患者の脳によい刺激をあたえる可能性があります。犬をブラッシングしたり、猫を抱いたりしていると〝こころ〟が軽くなったような気がするものです。高齢者など動物とのふれあいで、昔のことを思い出すことも多いといいます。動物とふれあうと「不安感が減り気力が持てる」、「動物を介して人との交流が持ちやすくなった」、「リラックスして血圧が安定するようになった」ということも聞きます。大昔から、私たちはいろいろな動物を友として、ともに暮らしてきました。時には、愛情で結ばれた間柄では動物はヒトを危険から守ってきましたし、お互い言葉がなくても、相手の気持ちを察することができます。

ペットがなぜ人間のこころをなごませるのかはよくわかりませんが、小動物の暖かく柔らかい感触が、知覚神経を介して心地よく脳に伝えられ、またよく動き回る小動物を目で追うことが、視覚を介して脳に知らず知らずの快刺激となり、その結果、快感ホルモンといわれるβエンドルフィンが分泌されて、感情・情緒面に好影響をあたえているのかもしれません。だから、できることならブラッシングしたり、なでなでしてやるなど、犬や猫の簡単な世話を体験すると、手の運動神経を介して脳を活性化させることに役立つはずです。これが前述の生きる意欲につながっていくに違いないと思います。このような意味で、「ペットはこころの医師」ということもできます。

ヒトの言葉が理解できないほどに低下している患者の脳でも、小動物の発する声は場合によってはより身近な刺激としてインプットされることもあるかもしれません。家庭で飼われているペットと飼い主との関係はお互いヒトとヒトとの付き合いとはまた違った感情でつながり、鳴き声という言葉で付き合うことができるので、音楽運動療法の補助的なものとしてすすめられます。

しかし、障害者を身内に持つ家族にとっては、介護だけで手一杯なので、生きた動物の世話まではとてもできないという問題点はあるでしょう。そういう場合は、時には本人を動物園などに連れてゆき、反応を試してみるのも一つの方法ではないかと思います。

ここで紹介しておきたいことは、現在、すでに全国の動物病院の獣医師を中心に組織された「日本動物福祉協会（JAHA)」というのがあるということです。これらの人たちがコンパニオン・アニマルパートナーシップ・プログラム（CAPP）と呼ばれるふれあい活動をしているほか、地区によっては動物愛護センターや動物保護管理センターも、医療・福祉関係で施設訪問活動を行っています。

③ポニー乗馬

危険の少ないポニー乗馬なら、人体を垂直のまま上下運動刺激を脳にあたえることができるので、上記と同様の効果があると考えられます。実際、競馬の元騎手が落馬事故で脳障害を起こした症例でこの療法を行うことで、かつて乗馬をしていた記憶を取り戻してきたという好ましい報告もされています。

④その他：ロボットペット

最近の注目すべき新聞記事によると、「電子ペット」なる〝ロボットペット〟が登場し、ブームを呼んでいるということです。言葉を学習する〝ぬいぐるみ〟と〝イヌ型ロボット〟が開発されていますので、意識障害者にも利用できるかもしれません。コンピュータの発達と時代の流れで、福祉の面でも家庭用ロボットが開発されてきたわけです。ロボット犬「アイボ」（ソニー）、「プーチ」（セガ）につづき、ヒトの言葉を理解しておしゃべりし顔を見分ける、いわゆるヒトのパートナーともいえるコミュニケーション型電子ペット「ファビー」（タイガーエレクトロニクス社）の開発に成功したそうです。これらは、在宅介護に役立ちそうで期待されますが、今のところ高価ですし、人や動物のような〝こころ〟を持っていないので、温かい人間味を求めている患者に通じるかどうかは多少疑問が残ります。

⑤カラオケ・セラピー

「そんな状態の時に、カラオケ・バーやカラオケ・ディスコなどへつれていってもらい、皆と一緒にその雰囲気に囲まれれば治療効果があるのではないか。元来、歌は集まって楽しくやるものだし、こういう施設は神経症の集団治療施設と言えるかもしれない」

これは先にも紹介したジャーナリスト、横田氏の『脳卒中リハビリ日記』の一文です。カラオケは、音楽運動療法で行われる生演奏に匹敵するほどの音響効果があると思われますので、疲れない程度に親しい友人や家族だけで、このようなカラオケボックスに通うことも、脳神経の活性化につながると思われます。

⑥車椅子のまま行える〝みんなの体操〟を利用する

平成11年秋、NHKより発表されたいくつかの新テレビ体操のうち「みんなの体操」は、高齢者や障害を持っている人をも考慮に入れたもので、誰でも行えるように細心の配慮が払われています。この「みんなの体操」の特徴は、車椅子のままでも、ほぼ同様にできるように8項目にわたって工夫されているので、脳障害の方も無理のないようにできます。介護者の助けを得ながらこれだけでも行えば、本書における音楽運動療法のリズムにも合致するところが多いと思われます（NHK新体操：平成11年10月9日発表）。

■参考文献

＊後藤幸生、半田裕二、江口広毅、野田燎『音楽運動療法による脳・自律神経機能活性化』日本医事新報　No.3907.33-36,1999
＊ Murata T, Koshino Y, Omori M et al : Quantitative EEG study on Zen Meditation (Zazen). Jap J Psychia Neurol 48:881-890, 1994
＊神津善行『植物と話がしたい』講談社　1998
＊岩田誠『脳と言葉―言語の神経機構』ブレインサイエンス・シリーズ21　共立出版　1996
＊横山三男、柴田英樹、藤原良一『感覚系と免疫系の対話』フレグランスジャーナル　19:16-21、1991
＊瀧本真、横山和正、原泰久『脳卒中後の痛みに対する星状神経節ブロックの有効性』ペインクリニック　11(5):631-637、1990
＊後藤幸生『自律神経系バランスのひずみを是正するペインクリニック　レーダーチャートの利用は心因性身体症状治療に役立つ』メディカル朝日 28(4):82-86、1999
＊ Kobayashi S,et al : Longitudinal study of regional cerebral blood flow changes in depression after stroke 23:1716-1722, 1992
＊ Starkstein SE et al : Apathy following cerebrovascular lesions. Stroke 24:1625-1630、1993
＊岡田和悟他『やる気スコアを用いた脳卒中後の意欲低下の評価』脳卒中 20:318-323、1998
＊千野直一編『現代リハビリテーション医学』金原出版　1999
＊ Ditunno JF : Functional assessment measure in CNS trauma. J Neurotrauma　9(suppl.1):301-305,1992
＊ Chino N, Sonodas S,Domen K. et al. Stroke impairment assessment set (SIAS); a new evaluation instrument for stroke patients.リハ医学 31:119-125,1994
＊ Granger CV, Hamilton BB. The uniform data system for medical rehabilitation report of first administration. Am J Phys Med Rehabil. 72:33-38, 1993 (FIM)
＊ Reisberg B, Ferris SH,Anand R et al. Functional staging of dementia of the Alzheimer type. Ann Ny Acad Sci　435:481-483,1984
＊日本脳卒中学会 stroke scale 委員会（委員長後藤文男）『日本脳卒中学会・脳卒中重症度スケール』脳卒中 19:2-5, 1997
＊北村純一『脳卒中片麻痺の運動障害とその回復』総合リハ　24:1063-1067

1996
＊北村純一『遷延性弛緩性マヒの機能予後は不良か？』総合リハ　26:695-697 1998
＊厚生省大臣官房統計情報部『平成7年度国民生活基礎調査』1997
＊大島清監修、山下篤子訳『ここまでわかった脳と心』集英社 1998
＊鈴木智子『脳のしくみと不思議』日本文芸社　1997
＊久保田競『手と脳』紀伊國屋書店　1983
＊角田忠信『日本人の脳』大修館書店　1979
＊伊丹康人編、森谷敏夫、石井千恵著『ボールエクササイズ』金原出版　1999
＊栗城真也『脳をみる』オーム社　1997
＊石山陽事『脳と夢』コロナ社　1994
＊野田燎『音楽運動療法による神経系賦活　パーキンソン病患者の例から』蘇生　16:100-104, 1997
＊野田燎『芸術と科学の出合い　音楽運動療法の理論と実践』医学書院　1995
＊ Sacco,R. Stroke 29:380-387, 1998
＊ Diephouse JW : Music therapy ; a valuable adjunct to psychotherapy with children. Psychiatr Q Suppl 42（part 1）:75-85, 1968
＊福原武彦、入来正躬訳『生理学アトラス』文光堂　1985
＊中野昭一編『図解生理学』医学書院　1993
＊井出千束、杉本哲夫、車田正男訳『フィッツジェラルド神経解剖学』西村書店　1999
＊後藤幸生『自律神経系バランス／ひずみ、その賦活刺激鍛錬／バランス調整療法』臨床麻酔　23(5) 797-808、1999
＊武者利光、高倉公明、池辺潤編著『ゆらぎの医学』秀潤社　1985
＊横田整三『脳卒中リハビリ日記』朝日選書271　朝日新聞社　1985

第5章
「音楽運動療法」の科学的検証

Chapter 5

1 野田式「音楽運動療法」の特徴

(1) 自然治癒力を総合的に誘発活性化する療法

野田式音楽運動療法の特徴は、第4章でも述べたように、音楽と坐位での上下運動とによって、知覚神経や感覚神経、平衡感覚、運動バランス感覚を総合的に刺激賦活するもので、これによって、意識障害などの患者は知らず知らずのうちに活性化させられるというところにあります。このリズムあるトランポリンの上下運動にあわせて演奏される音楽は、耳から複雑な経路を経て大脳に達しますが、その心地よい音の響きは、一つのインパルス（信号）となって大脳皮質にある聴覚のセンターに達するまでに、広い脳内において、それぞれ固有の働きをする多くの部分を経由するため、その場所その場所に働きかけながら伝達されていきます。たとえば、音楽の響きが経由する大脳辺縁系といわれる部分にある海馬（149頁、図4－9）には、情動の働きをくすぐり、好きだった曲の記憶を学習させたりします。また、扁桃体（149頁、図4－9）は、情動に伴う自律的反応やホルモン分泌を調節させ、やる気を起こさせますし、延髄から視床に至る経路（上行性網様体賦活系）に働きかけて音楽以外の無関係な雑音や、それまで感じていた痛みなど刺激伝達をも削除したり、真に一種のリハビリのクスリになるともいえます。

このように、音楽の響きは、脳のそれぞれの箇所に刺激をあたえ、それぞれの箇所の機能を活性化させてゆくと考えられます。そしてまたある時には、思い出深い曲やそのヒトにとって、ある意味を持つメロディーは、記憶を蘇らせることもあります。あるいは、それぞれのホルモン分泌により〝意欲〟〝やる気〟を引き出すことがあるほか、緊張をほぐしたりするホルモン効果もあるようです。

つまり、音楽リズムは言語では伝えられない感情や気持ちも伝えるコミュニケーション手段になるはずです。したがって、マンツーマンで、患者の微妙な反応変化を見逃さないようにし、そのつど，音楽のリズムやテンポなどを調節しながら演奏する演奏セラピストと患者の心が通じれば、自分の状態や意思を説明できないような患者にとっては、安心感と自信を育むことになります。患者の立場になってみると、自分の気持ちを推し量って演奏してくれる味方がそこにおり、トランポリンのまわりには自分のために何人もの介助者がいてくれると感じるでしょう。これによって、患者は孤立感を抱かずに、他人との関わりを持って生きていく自信が芽生えていくのです。これが、この音楽運動療法の基本的意義と考えます。

野田式音楽運動療法の原理は、リズミカルなトランポリンの上下運動を使って、脳と脊髄とを一体に縦にした体位、つまり、歩けなくても、歩いている時と同じような自然な直立姿勢で、外部刺激の脊髄内上行・下行刺激伝達を体験させ、そしてこれに波長をあわせたリズミカルな音楽演奏を行うところにあります。

そもそも人間の脳が特に発達したのは、地球の引力に抗して、直立姿勢で歩くようになったからだと考えられています。つまり直立二足歩行（図5－1）によって、足裏からの刺激を背中にある脊髄という神経の束を介して脳髄に感覚情報として伝えていますが、一方、脳髄は倒れないようにつねに全身からのこ

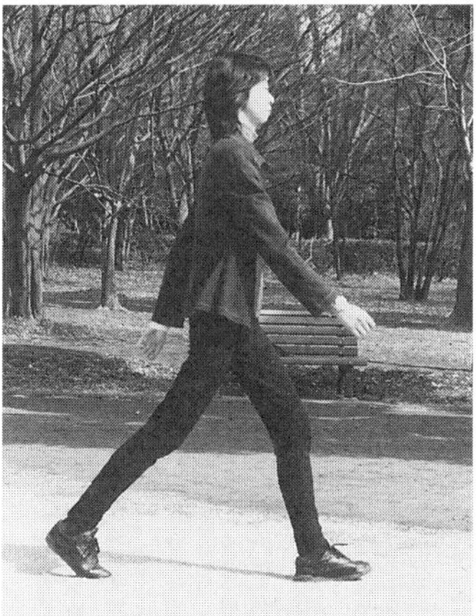

◆図5－1／直立二足歩行
脳を活性化させるには、下肢からの刺激が効果的である。

れらのあらゆる情報を注意深く受け取り、記憶し、解析し、統合して正常な体位に維持しようとするために、筋肉系に必要な指令を発してバランスをとることで、次第に大脳機能が特に複雑に発達していったのです。

ところが、神経筋機能が正常な人でも、病気で長期にわたって寝たきりになると、歩行が困難になることはよく知られたことですが、何らかの原因で脳障害が生じ、四肢に麻痺が出たような場合は、立つことが困難となってきます。そして、この状態が長くつづけばつづくほど、回復は極めて厳しくなります。

このように、寝たきりの状態が長くなって、脳の機能が最悪にならない前に早期からの適切なリハビリが望まれます。それは、寝たきりになると、脳の障害が進行するのに加えて、歩行のための機能も使われなくなるため、下肢から脊髄を経由する刺激がとだえ、たとえ歩行の調整機能が残存していたとしても、次第に、筋肉機能が衰退していくからです。

そこで、たとえ起立ができない患者であっても、トランポリン上で坐位のままで介助が得られれば、脳―脊髄ラインを直立姿勢にすることは可能であり、これにリズミカルな上下振動を加えると、今まで使えなかった脊髄下方からの知覚刺激を認知し、思わず知らずに姿勢を維持しようと、筋肉組織に指令する脳本来の調節統合能力を呼び起こす効果があるはずです。機能の回復のレベルにもよりますが、意識の覚醒集中が導かれた状態の患者には、さらにトランポリン上で、ボールの受け渡しをするといったトレーニングにまで進めば、さらに機能回復の速度が早まるはずです。

しかし、そうはいっても脳を賦活化するには、下肢からの刺激が最も有効だろうと考えます。それは、足からの刺激伝達経路のほうが長く、その伝達の途中により多くの部位を刺激することになるからです。

(2) 患者と奏者の"こころ"を一つにした療法

音楽運動療法における「運動」を一口でいうと、それは、知覚や聴覚、嗅覚、触覚、味覚、視覚など、あらゆる五感を刺激し全神経系を最も自然なかたちで再訓練し、活性化する総合的なリハビリ療法ということを意味しています。なかでも、トランポリン療法がその代表といえます。

当然のことながら、高齢者や出血性脳血管障害の不安定期の患者では危険を伴うことがありますので、専門医の十分な管理が必要ですが、比較的早期から一般的な運動を行うことは、むしろ虚血性脳血管障害の防止に役立つというコロンビア大学のラルフサコー博士の調査を重視すべきだと思います。ここで述べる音楽運動療法の運動は、決して激しいものではなく、ごく自然なかたちの揺り動かしを患者の状態に応じて行うものです。それでもこのような寝たきりに近い患者にとっては、大いに運動をしたことになります。運動することによって、身体全体の新陳代謝が活発になることは誰しもご存知のことです。当然、酸素も多く必要となってきます。ここで呼吸をスムーズに行わせるトランポリン上下運動（214頁）は特に意味のあることです。

繰り返しますが、この療法は、人間の五感すべてをほどよく刺激し、急性期を過ぎた脳神経に障害を持つ患者に対して、知覚神経や感覚神経を総合的に賦活化し、かつそれによる運動感覚をも脳にフィードバックして補正調整することで、少しでも運動神経の機能の回復に結びつけるねらいを兼ねています。したがって、この程度の運動でも、患者にとっては最も自然な形でまず呼吸を促進します。さらに血のめぐりをよくし、新陳代謝を活発にすることと相まって脳中枢から脊髄、末梢に至る神経系の復活・活性化が期待できるのです。しかも、演奏技術は別にして、手技的には最も簡単な総合的なリハビリ療法ともいえます。一連の音楽運動療法のなかでは、患者と奏者の〝こころ〟を一つにした「マンツーマン演奏」と、運動という名の「トランポリンの使用」がこの療法の中心ですが、これとは別に、患者の五感をフルに利用したいくつかの感覚刺激入力を並行して行った場合の影響について、医学的に実証しなければなりません。

2 大脳と自律神経系の連続的な活動状態を知るために

(1) 連続的な動きを知る方法

まず、音楽が私たち人間にどのような影響を及ぼしているかについて、科学的に解明することは極めて難しいことです。それは、音楽が人間の感情に訴えるものであり、その摑みどころのない感情の正体を科学的に数値化しようということは、今のところたいへん困難だからです。また、何かを行った前後だけを静止状態で測定することはできても、動いている状態を連続的に測定することはことさら難しいことです。著者（後藤）はあえてこれに挑戦し、いくつかのことを明らかにしてきました。

この解明について、著者らはまず二つの面、すなわち意識や感情の中枢である大脳の機能と、もう一つは無意識下で生命調節を司っている自律神経の活動について検討しました（図5-2）。特に、意識障害者の〝こころ〟〝感情〟といった意識でコントロールしきれない面は自律神経活動の変動を測定すれば、これを反映すると考えたからです。

第４章でも述べたように、私たちの多くは、自然環境にある音に対しては安らかなリズムを感じ、リラックスした状態になります。

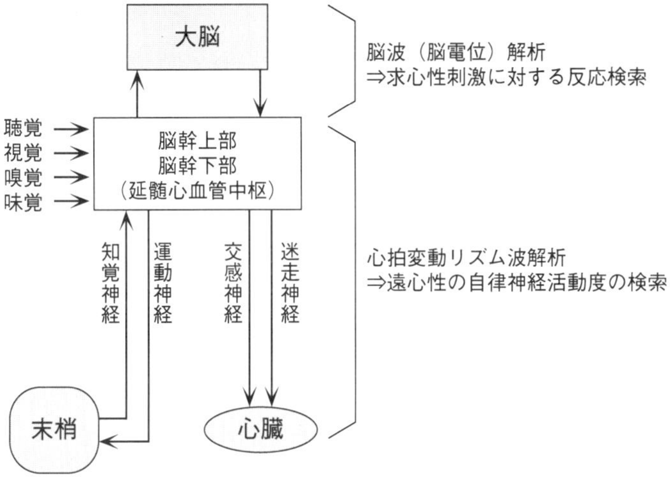

◆図5－2／脳波と心拍変動リズム解析によってわかること

このような〝音〟や〝匂い〟さらには〝味覚〟など、いわゆる五感が受ける刺激に対しても、私たちはリラックスした状態かどうかを医学的に示すために〝α波〟という脳波が注目されてきました。そして、この帯域の脳波成分が増えれば増えるほど、ヒトのこころと身体のリラックス度は高まっているといわれてきました。

また皆さん誰しも驚いたり、恥ずかしい思いをした時は心臓が高鳴り、ドキドキするのを経験するでしょう。これは交感神経が無意識のうちに興奮しているのです。一方、リラックスしている時、眠っている時には心臓は静かな動きをしています。この時は副交感神経が優位になっているのです。このように〝感情〟や〝こころ〟の動きは自律神経によって身体中の機能が支配・調節されているのです。その一つが心臓で、心拍の律動も自律神経の調節を受けて、リラックスしている時には知らず知らずのうちにそういうリズム、すなわち〝1/f ゆらぎ〟といわれるリズムを呈しているといわれています。この〝1/f ゆらぎ〟を数値で表し、健常正常人のそれと対比することによって、物いわぬ患者の〝こころ〟を〝心地よさ〟という指数に置き換えて読み取ることに成功しました。このように数字でもって音楽運動療法を科学的に検証してみようと試みてきましたので、やや専門的で難解とは思いますが、つぎに、科学的検証に用いた医学データの採取法について方法論も含め、得られたデータを簡単に解説してみましょう。

(2) 大脳皮質の活動状態を数値化する

①脳の活動状態を調べるいくつかの方法

脳は硬い頭蓋骨で、しかも三層の膜(硬膜、クモ膜、軟膜)によって包まれているため、その活動を測定することは簡単ではありません。これまで、脳の活動や障害の状況を見るために、脳波や脳磁図、PET、MRI、光センサーなど、各種の機器が開発・利用されてきました。これらのなかでは、比較的購入しやすい価格のためもあって、脳波計による脳波測定が最も一般的です。ただし、その波形を判別することは専門家であっても、そう容易なことではありません。さいわい昨今では、コンピュータの発達によって、脳波の波を周波数解析して詳細にデジタル化し、しかも自動的に分析することができるようになりました。そのため、以前のアナログ方式のように判定者による判別の違いも少なくなりました。

一方、近年、放射性同位元素を患者に注射して、脳内に取り込まれた状態を画像化することができる陽電子放射断層撮影法（PET）が注目され、脳波診断がややもすると疎《おろそ》かにされがちです。それは、PETでは、脳のどの場所に取り込まれているかが画像で示せるため、誰にでも一目で見ることができるという長所があるからです。しかし、今回の音楽運動療法の研究のように、意識障害の患者をトランポリンに乗せ、その上で動きを伴う療法の一部始終を連続的に測定することは、PETでは不可能です。また、磁場によって原子核のエネルギー状態が変わる原理を応用して脳内の状態を画像化する磁気共鳴画像撮影法（MRI）も、PETと同様の意味での長所はあるものの、価格が高いうえに、大きな騒音を発するために、この療法の場合には好ましくありません。さらに、脳の電気活動に伴って脳内をイオン電流が流れる際に生じる磁場を利用した脳磁図測定法（MEG）も、頭皮上に電極を接着する必要がないという利点はあっても、シールドルームという特殊な部屋や、その他高価な設備が必要なため、あまり本療法には向いていません。

ごく最近になって、近赤外線を光ファイバーで外部から当て頭蓋を通り抜け一定の深さまで到達させた光線を脳の表面でそこにある血管内を流れる赤血球のヘモグロビンの吸光度をその反射光でもって漏れなく光センサーによりコンピュータ解析し、脳内の血流の変化をリアルタイムに画像化（光トポグラフィー）できる機器が開発されました。この装置は、手指運動中の脳の局部血流変化を画像化できるために応用可能であると思いますが、まだ価格面でも研究面でも、今すぐには使用できないという実情があります。一日も早く利用できることを期待せずにはいられません。

②脳波とは

脳波は、大脳皮質表面の電位変動を、頭皮に接着した電極を介して、脳波計の増幅器・記録器を通して一種の波として捉えるものです（198頁、図５－３）。この脳波は、その周期あるいは周波数と振幅の要素からできています。周期とは、脳波の基線を想定し、各波の谷と谷から垂線を下ろしてその基線との各交点を求め、その間の時間（ミリ秒）で表したものです。

この場合、周波数とは１秒間にいくつ波が現れるかということを「サイクル／秒」で表したものです（198頁、図５－４）。一般には、その周波数の違いによって、基礎的分類が行われます（198頁、図５－５）。

振幅は、波の頂点から基線に垂線を下ろし、波の谷と谷とを結んだ線との交点までの高さを求め、μV（マイクロボルト：ミリボルトの1/1000、つまり１ボルトの１／百万分のこと）単位で表されます。

脳波測定は、古くから、大脳や脳幹の機能障害を評価する重要な

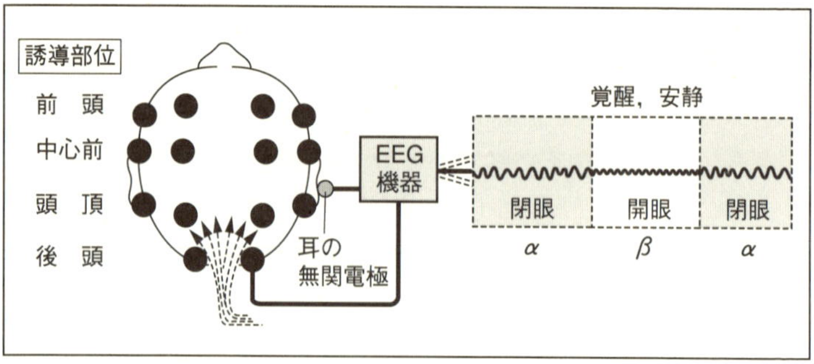

◆図5－3／脳波の誘導（EEG）

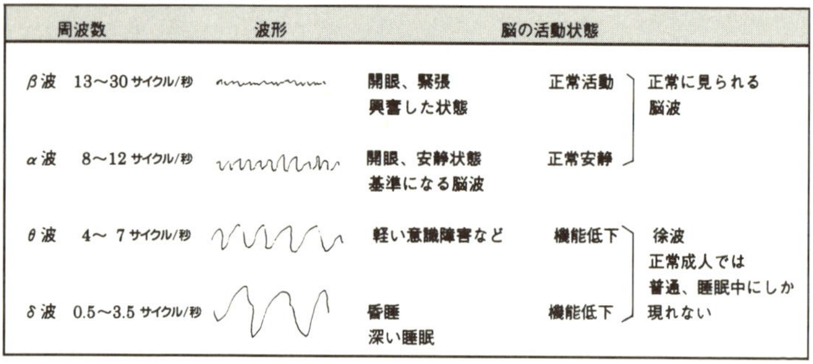

◆図5－4／脳波と脳の活動水準

徐　波	δ　波	0.5~3.5Hz	振幅約100μVの波で、睡眠中とくに前頭葉にみられる。
	θ　波	4~7Hz	振幅はほとんど50μV以下。入眠時あるいは強い感覚刺激により頭頂葉、側頭葉で認められることがある。
中間速波	α　波	8~12Hz	振幅20～50μV。閉眼安静時にみられ、精神作業、情感、感覚刺激などにより消失する。これをα波阻止という。
速　波	β　波	13~30Hz	振幅5～30μV。覚醒時、心理的興奮、情動、注意集中時などによくみられる。

◆図5－5／基礎的脳波の種類

臨床検査法として重要な位置を占めてきました。そして、この測定によって、大脳一般の全般的な機能異常や、ある部位の機能異常の鑑別、てんかん性機能異常の検出、脳死判定への応用など精神状態、脳神経系、運動系、感覚系の症候を持った患者の検査、反射異常、自律神経症候を持った患者の検査など、極めて多くの診断に用いられてきました。

③運動中の連続脳波解析法の特徴

著者らが行った脳波のコンピュータ解析法でも、電位の強弱をコンピュータ処理して画像化し、二次元脳等電位図（いわゆる脳電図）で示すことができます（口絵、2～4頁）。また、この方法は、従来の脳波測定機器を利用する時のように、脳波室でなくても、小型で簡便、しかも機器の移動も可能で、患者に発信器を取りつければ、無線で計測器に誘導できるため、運動をさせながらの測定には都合がよいものです。

なお、脳波の測定はSYNA ACT-MT11（GEマルケット社）という機器と、その解析ソフトを用いました。この計測解析器は、電池式のため交流が入らず、また頭部に多くの電極を貼りつけても、そのリード線をまとめて患者の身体に固定すれば、送信機から離れた本体に無線送信することができるほか、体位の変動はもとより、トランポリンなどの上下運動をさせながらの連続測定にも適しています。

この機器によって解析され、モニター画面上に表示されるものは、頭に取りつけたそれぞれのチャンネルの脳波波形（2秒間、次々と表示されてゆく）と、10秒間隔でその間の平均の値を、頭の上から見たトポグラフィー（地図状にマッピングした二次元脳等電位図）が並列して表示させることができます。そして、後者の活動電位の強さの程度は、それぞれ色によって相対的にその分布を図示させることができるため、脳の活動度の様子が脳電図として一目でわかります（口絵参照）。

また、これらのデータは、統計ソフトのエクセルによるパソコン処理で、左右それぞれの脳半球の各部位別にも個別に全経過にわたって各脳波成分を10秒間隔で連続的に帯域（δ波、θ波、α波、β波）別に数字化することもできるので、これを別のソフトであるデルターグラフで、それぞれ連続経過グラフとして10秒刻みで活動電位の時間的変動を別につくることができます。

本書のなかで提示した連続グラフはすべて、通常、α波が最も出やすいとされる左右後頭部（記号ではO-1,O-2）のデータです。もちろん、私たちはほかの部位のデータも検討し、特に聴覚中枢に近い側頭部でも、今回、本書で紹介するグラフとほぼ同様の変動を示していることを確認しています。

脳波には、1～30Hzまでの周波数の波があり、一般にはα波が「覚醒していて心身がやすらいでリラックスしている状態の時に多く出現する」として、その客観的指標としてよく用いられています。今回の解析では、α波の出現頻度ではなく、その活動電位の強さ（波の振幅）を活動電位としてμVの単位で数値化し、その変動を追跡しました。その結果は非常に複雑ですが、大まかな傾向についてα波を中心に述べます。

なお、頭部に電極を貼付するには、かなりの技術を要するほか、接着法にも特別の工夫を凝らす必要があります。電極配置については、最終的には国際基準にのっとって、10チャンネルで左右の大脳半球の脳波解析を行いました。また、秒単位の計測であるため、本療法実施中の患者の表情変化は一部始終をビデオに収め、データ解析に際しては上記計測時間との整合性を秒単位で行い、変動するデータの確認チェックを行いました。

(3) 心臓のリズム解析により脳幹の自律神経活動を数値化

脳幹は、中脳、橋《きょう》、延髄を含めた総称で、これらは、生命維持の中枢として重要な役割を担っていることは、第4章で述べました(152頁)。この脳幹の機能が本当に働いているのかどうかをみることは、そう簡単なことではありません。参考までに述べますが、現在、臓器移植を前提とした脳死判定では、次のようなマニュアルによって、あらゆる脳幹機能をみています。

①左右それぞれの「瞳孔の大きさ」、「眼球の位置」、「眼球運動」「対光反射」、「角膜反射」、「眼球頭反射」、「毛様脊髄反射」などの目に関するもの。

②左右それぞれの「前庭反射」という耳―目の連携をみるもの、「聴性脳幹誘発電位」という聴覚に関係するもの。

③その他「咽頭反射」「咳反射」などの脳幹反射の消失。

④また「無呼吸テスト」が「脳波の平坦化（大脳機能の消失）」とともにチェック項目として用いられています。

しかし、これらはあくまでも担当医が臨床的に脳死と診断し、かつ臓器移植を前提にした場合にのみ行われる判定法です。誤解のないようにしていただきたいと思います。

ここでは、通常一般の日常臨床で用いられるいくつかの方法の一つで、手軽に行える心電図を利用した脳幹の機能検査法を応用しています。自律神経系の機能をみる一つの方法として、心電図のR―R間隔変動、すなわち心臓の1拍1拍の時間間隔を測定（つまり心拍変動）する方法が利用されることが多いのですが、それは、脳幹の一部である延髄に、心臓に対して2種類の自律神経を介してその心拍を自律的に自動調節しているセンターが存在していることに注目したものです。したがって、この心拍変動、つまり心臓のリズム変動をいろいろ解析することによって、自律神経活動の一面を知ることができると考えます。単に心拍数が多くなった少なくなったという単純な数だけの問題ではないことに注意していただきたいと思います。心拍変動、つまり心臓のリズムがどのように変動するかをコンピュータ解析するのです。

①心拍（心電図R―R間隔値）変動は不規則な心臓リズム

心電図検査は、最近の医療機関ではどこでも手軽に行われています。この心電図をよくみると、一定のかたちをした波があります。この波には正常な場合、それぞれ尖ったところに、P、Q、R、S、Tという名前がつけられています。一般に、上に向かって最も大きく突き出している波は、心臓ポンプが全身に血液を押し出した時の電気的変化を示すもので、これをR波と呼び、心臓が1回収縮するたびに一つのR波が出現します。異常のない正常な心電図では、見た目にはこのR波と次に表れるR波との間隔は一定にみえます（図5-6上）。もし、この間隔が不均一にみえるならば、「不整脈である」との診断が下されることになります。

ところが、この一定間隔にみえる正常なR―R間隔時間であっても、コンピュータによって1/1000秒の単位で測定すると、その間隔の時間は微妙に違うのです。実は、心臓を無意識のうちに自律的に動かしているのは、脳幹の一部の延髄に存在する心臓血管中枢といわれるセンターで、ここは全身からのあらゆる信号（呼吸、知覚、

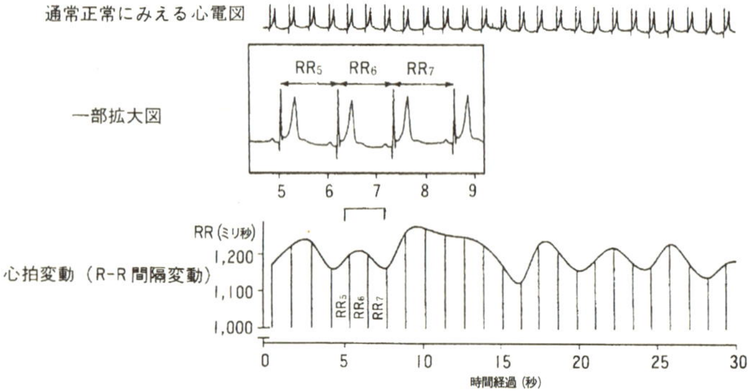

心拍変動（R－R間隔変動）とは、通常の正常な心電図のR波から次のR波までの時間（ミリ秒）は一定とされているが、1/1000秒のスケールで測定すると実は異なっている。拡大図にみるように、たとえばRR5、RR6、RR7の長さ（時間）を下図のように縦に並べるとR－R間隔は一つ一つ変化し変動していることがわかる。そして連続的に結んでゆくと、一つの波を形成している。

◆図5-6／通常の心電図（上）と心拍変動（下）

感覚のすべて）を受けています。つまり、その受けた信号いかんで随時、心臓に対してうまく適応するように指令を出しているのです。この指令を伝達するのが交感神経と副交感神経という相反する二つの作用を伝える自律神経なのです。ですから心拍変動の解析法が自律神経の活動度を知る有益な測定法になるわけです。つまり心拍の１拍ごとの時間間隔が違うことに着目し、図５‐６で説明するように、この違いの多い少ないの変動を一種の波として捉え、コンピュータ解析したのが「心拍変動解析法」といわれるものです。ですから、これは単に「心拍が速くなった」とか「遅くなった」という次元の問題ではないことがわかっていただけたと思います。

極めて専門的にはなりますが、心拍変動またはR—R間隔変動の波とは、たとえば、１分間に100拍心臓が打てばその間に99のR—R間隔が測定されたことになることを意味します。この何分の１秒という単位で測定すると、１心拍ごとの経過時間の長さが全部違うわけです。その違った長さのものを縦にして、次々と99個を並べると、高低のある棒が並ぶことになります。この上部の先端を連続的に結ぶと一種の不規則な波になります(図５‐６下)。次にこの波をつぶさにみると、ゆっくりした波、速い波、小さい波、大きい波が混ざっていることに気づきます。

そこで、これらをコンピュータで分析すると、いろいろな解析ができるわけで、その一つが周波数解析という方法です。さらに詳しい解析法を用いると、ここで取り上げている心拍変動、つまり心臓の動きの微妙な変化から、そのヒトの抱いている感情あるいは〝こころ〟のある面を推し測れる〝1/f ゆらぎ〟という現象を数値で示し、比較することが可能になりました（204頁、図５‐７）。

②心臓リズム波形の周波数解析でヒトの〝こころ〟を読む

このようにして心電計で採取した心拍変動、つまり心電波形のR－R間隔を連続的にメモリーして、これをコンピュータで解析すれば、そのヒトの身体が生命体としてどのように反応しようとして

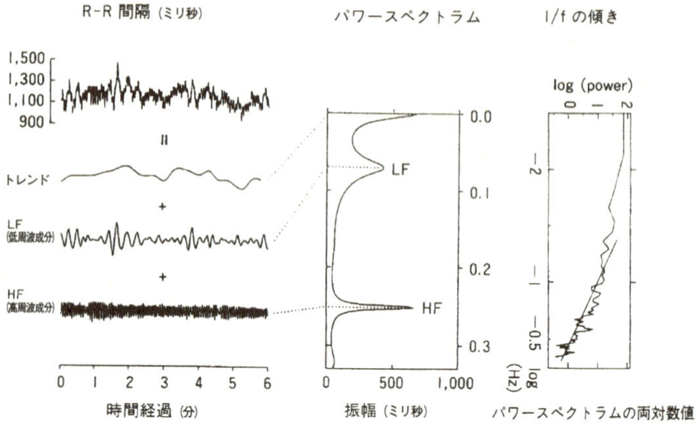

R－R間隔変動を波として捉えれば、この波は各種の周波数を有する波が合成されたものと考えることができる。したがって、それぞれの周波数ごとに分析が可能となる。これが周波数解析で、ここではフーリエ変換（FFT）による解析後のパワー(p)と周波数(f)との関係を示したものがパワースペクトラムで、波の特性を示すことができる。さらにこの場合のXY両軸の対数変換により周波数(f)の極端に大きいものを小さくでき、X軸の周波数(f)の増加に伴ってY軸のパワー(p)は比例的に減少し、p＝1/fの法則がつねに成り立つことになる。このようにして1/fゆらぎという現象は数値化できる。

◆図5－7／左上の波型から描出した1/f ゆらぎ

いるのか、メンタルな面まで分析可能なのです。これは延髄にある心臓血管中枢が、相反する二つの自律神経つまり交感神経と副交感神経（心臓には迷走神経）を操って微妙な変化を伝え、状況に応じて自動的に調節したその結果をわれわれに知らせてくれるのです。第4章でも述べましたが、私たちの身体のなかにはリズムがあります。その一つが心臓の動き、つまり心拍の微妙な変動具合でそのリズムがどのようなものかが分析できます。そしてこれが自律神経活動と密接な関係にあるのです。

このリズムと自律神経機能の関係を調べる目的のために、著者（後藤）はGMS社製メモリー心拍計〝LRR-03〞を用いて音楽運動療法中の全経過にわたって心拍変動記録をとりました。そして測定終了後に、同社製の心拍変動連続解析装置〝MemCalc システム〞

で解析した結果を、さらにパソコン処理し、結局1分間隔または30秒間隔の変動グラフとして表示しました。

このように、連続して記録される心拍の変動、つまり心臓の動きのリズムを、〝波〟として捉え、その周波数解析値をもって自律神経機能の指標としました。

(4) 刺激に対する反応の大きさは〝交感神経活動度〟で

このように、心拍変動を〝波〟として扱うと、ここにいろいろなリズムを見出すことができます。それにはその〝波〟の周波数解析をしたなかからかなり専門的になりますが、つぎの指標を数値化して利用します。

まず1分間（または30秒間）の波の数（周波数）ごとに、その多い少ないで分類します。そしてその周波数(f)の0.01〜0.4 Hz の範囲内で、各波形ごとにまとめ、その分量の多少でそれぞれが含まれる大きさ「パワースペクトル(p)」が分類できます。

＊注1：パワースペクトルとは、何ヘルツのどの周波数の波が、どのくらい含まれているかを、それぞれの周波数別含有率として示した時の高さ分布をいいます。

＊注2：周波数のことを英語で frequency といいますので、その最初の f をとって記号で表します。
また、パワースペクトルの power の p も記号で表します。

このうち0.03〜0.15Hz 範囲内のものを「低周波成分 LF」、0.15〜0.4Hz 範囲内のものを「高周波成分 HF」として、その〝低周波成分の高周波成分に対する比率「LF／HF」〟をもって「相対的交感神経活動度」を示す指標とするのが通常です。なお、副交感神経活動度は、この交感神経活動度の亢進《こうしん》、減弱に反比例しているものとして考えればよいと思います。

⑸「心地よさ指数」は心拍リズム〝1/f ゆらぎ〟で

つぎにヒトが安らぎを感じている時は、脳幹はこれら自律神経を介して心臓にそういったリズムをもたらしているはずです。これを心拍変動を解析することで知ることができます。この〝心地よさ〟という心拍動リズムを示す指標としては、さらに専門的になり難解と思われますが、以下のような解析をして得られます。要は、上述したものと同じ心拍変動の波の周波数解析を行い、その同じ範囲内における周波数解析パワースペクトル値(p)を縦軸に、またそれぞれの周波数(f)を横軸にとります。そして、普通のグラフ用紙ではなく、縦軸・横軸ともに対数目盛り(log)にしたグラフ用紙に描いた波状のグラフは、周波数 log f が大になるにつれてパワースペクトルの高さ log p の勾配が右下がりの直線となります。つまり p と f が反比例するというグラフになるわけで、これを〝べきスペクトル〟といい、右下方向に傾く部分に平均的な直線を入れた場合、その直線の傾きを専門用語では〝べきスペクトルの傾き〟といいます。そしていわゆる〝1/f スペクトル〟とは、この対数グラフにおける f と p の関係がきれいに反比例する、つまり45度の反比例直線の関係（p=1/f）になる波ということなのです（1/f のことを記号で f^{-1} と表します)。そこで､「勾配が－１(マイナス１)のべきスペクトル」と表現します。$1/f^2$、$1/f^3$ などでは勾配が－２、－３で直線の傾きは大きくなります。

言い換えると、1/f の傾きを持つスペクトルとは、横軸の周波数が１→10、10→100と１コマずつ増大するごとに、縦軸のパワースペクトルの高さが１桁ずつ下がるスペクトルといえます。1/f ゆらぎとはグラフ上の p 対 f^{χ} の関係で、χ がマイナス１になるような傾きを示した場合をいいます（207頁、図５-８)。ここに示すデータの場合は〝べきスペクトルの傾き〟が－1.5から－0.5の範囲にあれば、心拍変動は1/f ゆらぎを呈しているといってよいと思います。

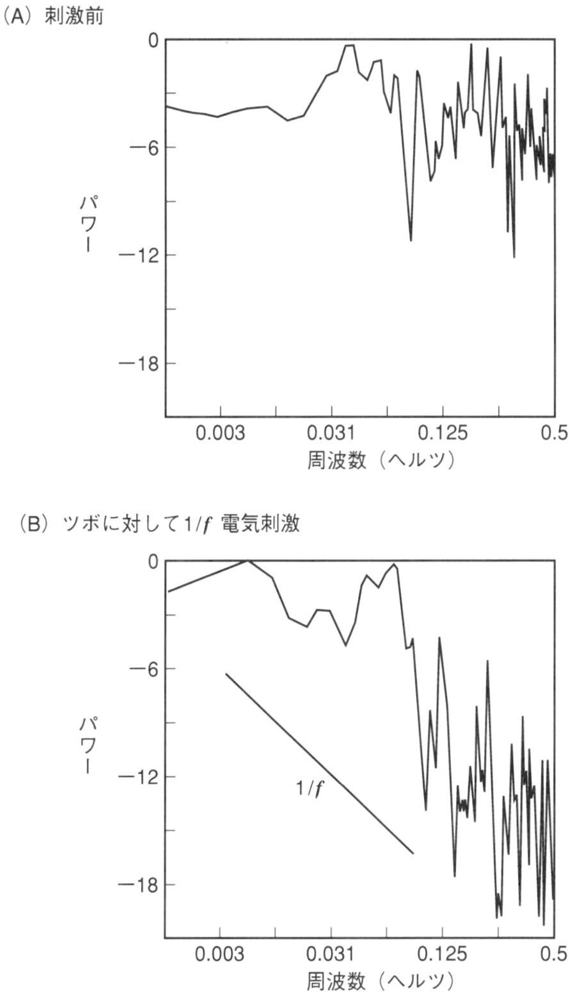

1/f ゆらぎ電気刺激をツボにあたえると，脳波（α 波）が快を示す1/f になる。

◈図5－8／1/fゆらぎ快を示している例
「秀潤社『ゆらぎの医学』」より

このようにして測定後周波数解析された心拍リズムの数値（心地よさ指数）χが−1.0にどの程度近似を示すかをもって〝心地よさ〟の程度を示す指標として数字に置き換えることができるわけです。したがって、医学的にいう〝べきスペクトルの傾き〟を音楽運動療法に関する本書では〝心地よさ指数〟と言い換えて以後解説します。

(6) 科学的検証のための音楽運動療法実施計画

音楽は、共著者の野田がサクソフォンを、そしてそれにあわせて、助手がピアノを演奏するかたちでデータを取りました。トランポリンは2.5×1.8m大、高さ0.6mのステッピング台を使用しました。測定の進行は、医学的データ採取の都合によって、そのつど異なるプロトコールを作成し、〝音楽演奏のみ〟と〝トランポリン運動のみ〟のような、イベントとイベントの間には一定の休憩時間をはさんで、解析されたデータを単位ごとに判定しやすくなるようにしました。なお、実施中の一部始終はビデオに収め、患者の表情や反応の具合など、視覚的に分析することとあわせて、音楽演奏による聴覚刺激、ならびに各種の体位における痛覚刺激や嗅覚刺激、味覚刺激の影響、トランポリンの上下運動刺激に対する反応と、分・秒ごとに連続採取した医学的データ分析結果との時間的関係の整合性を後で微調整できるようにしました。

これらの実験の対象は患者だけでなく、ボランティア健康正常人２名（28歳、36歳男性）にも実施し、後日その体験レポートを参考に、物いわぬ意識障害患者の〝こころ〟〝感情〟を推察する材料としました。またここに一例として呈示した患者データは、左脳出血術後約３年が経過し、すでに脳萎縮像（227頁、図5-18）が認められ、長期にわたる通常の医学的各種リハビリ療法にもかかわらず、意識障害の回復がはかばかしくなかった例（療法開始時48歳）を中心に紹介しています。なお、本書でこの内容を公開することは、すべて家族の承諾が得られたものです。データは、２〜３カ月間隔で本音楽運動療法を約1時間にわたり連続測定した追跡データ（データ採取解析のため長時間を要したことをお断りしておきます）です。

3 音楽運動療法中の脳・自律神経機能の分析

(1) 健常体験者のデータは代弁する

①脳波にみる脳活動電位

ボランティアとして体験していただいた28歳健常若年者の場合、測定の全経過を通じて左右の脳半球それぞれの場所での活動電位が、ほぼ同時に同様の変動をしていることがわかります。

このことは「口絵グラビア」のトポグラフ（脳電図）でみても明らかですが、その演奏中やトランポリン中の時間的経過を示す図5-9（210頁）の連続グラフからも、音楽演奏のテンポが速くなった際にα波の活動電位がゆっくり低下傾向を示し、終了とともにもとに戻ったこと、トランポリン中の変動も左右が同様に動いていることがわかります。

②〝交感神経活動度〟と〝心地よさ指数〟(1/f ゆらぎリズム)

健常者の自律神経系活動度の変動については、それを全経過を通してみると、交感神経活動度は各イベントによって興奮したり、鎮まったりというように、激しく変動しています。また〝心持よさ指数〟の数値も変動し、脳が心地よく感じていると思われる時と、そうでない時とが揺れ動いていることがわかります。しかし音楽演奏を静かに聴いている時には、それ相応に交感神経活動度が鎮まり、心拍リズムも1/f ゆらぎとなって心地よいことをうかがわせます。

また、興味深いのはトランポリンの上下運動開始直後や終了した時などに交感神経活動が一瞬高まっているところから、「ハッ」と

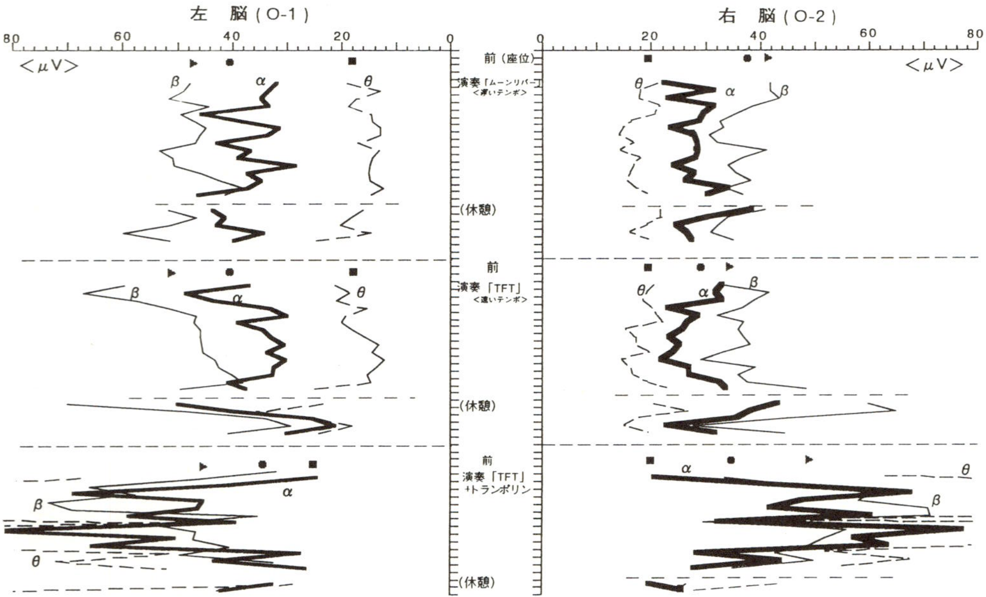

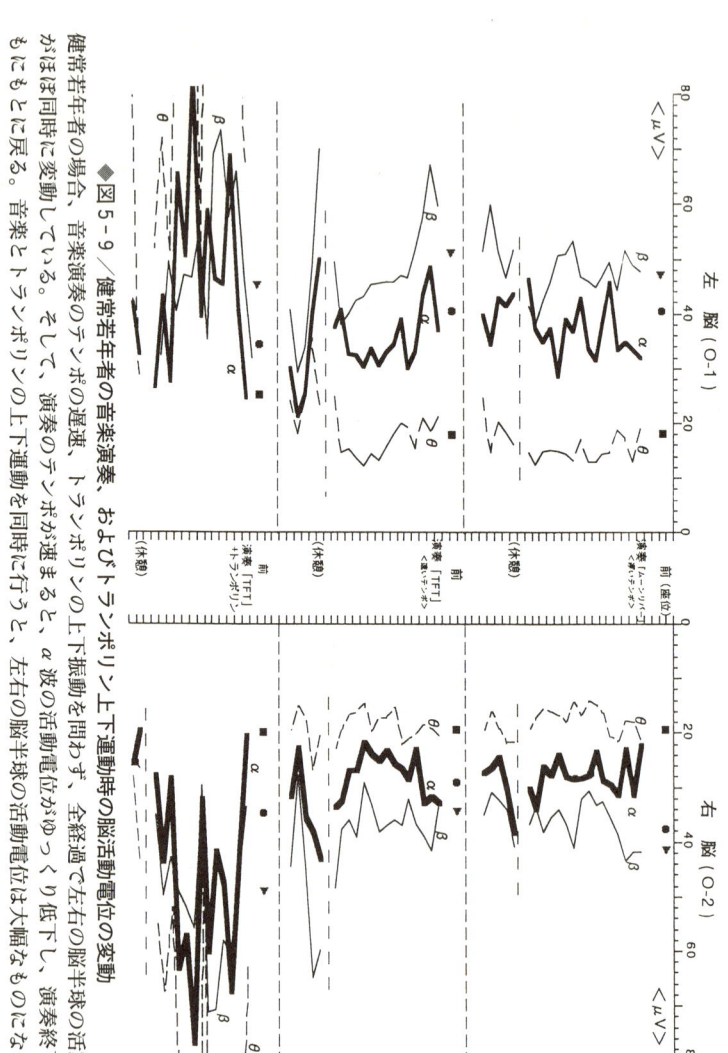

◆図5-9／健常若年者の音楽演奏、およびトランポリン上下運動時の脳活動電位の変動

健常若年者の場合、音楽演奏のテンポの遅速、トランポリンの上下振動を問わず、全経過で左右の脳半球の活動電位がほぼ同時に変動している。そして、演奏のテンポが速まると、α波の活動電位がゆっくり低下し、演奏終了とともにもとに戻る。音楽とトランポリンの上下運動を同時に行うと、左右の脳半球の活動電位は大幅なものになった。

驚かせているようですが、まもなくおさまり、データ上、心拍リズムも1/ f ゆらぎになっており、実際本人も実施後のコメントで心地よい気分になっていたと述べています（212頁、図５-10）。

先にも述べましたが、〝心地よさ指数〟のグラフで－１が厳密には〝1/f ゆらぎ〟ですが、グラフでおおむね－0.5から－1.5の範囲内に入っている時は〝心地よい気分〟になっているとみてください。これらのことは、グラフ中にも書き入れてありますが、終了後の本人のレポートにより、「療法開始初期は目をつむっていても、周囲の人々の雰囲気を感じてドキドキするようだった」と意識が集中していないことを示しているものの、トランポリンの上下運動が始まると、「波にゆられているようで、いい気分だった。そして周囲の音も打ち消されて眠くなるような感じになった」、「音楽演奏を聴いているといい気分になった。演奏のリズムが速くなると、思わず指でリズムをとっていた」とのことでした。これは、周囲の人々のことや雑音などを気にせず、音楽に意識が集中されていることを意味するもので、このボランティア体験者の感じたことと、その時のデータをもとに、自分の気持ちを表現できない意識障害の方のデータを対比してみることによって、人間の心の動きがくみとれます。その意味で貴重なデータです。このことは、第４章で述べた現象を一応科学的に証明したことになると考えます。

またもう一人、36歳男性で初めて本療法を見学する前に体験していただいたのは介護士の方でした。その測定データと後日のコメントも、物いわぬ患者の気持ちを代弁してくれています。やはり最初は落ち着かないようですし、演奏やトランポリンがいきなり始まった時には少しビックリするようで、データ上もはっきり交感神経活動の高まりを示しています。しかし「時間とともに心地よさを感じた」「楽しい気分につながった」と述べているように、心拍リズムもほぼ〝1/f ゆらぎ〟を呈するようになっています（213頁、図5-11）。つまり気持ちが自己のなかに集中してきているのです。興味

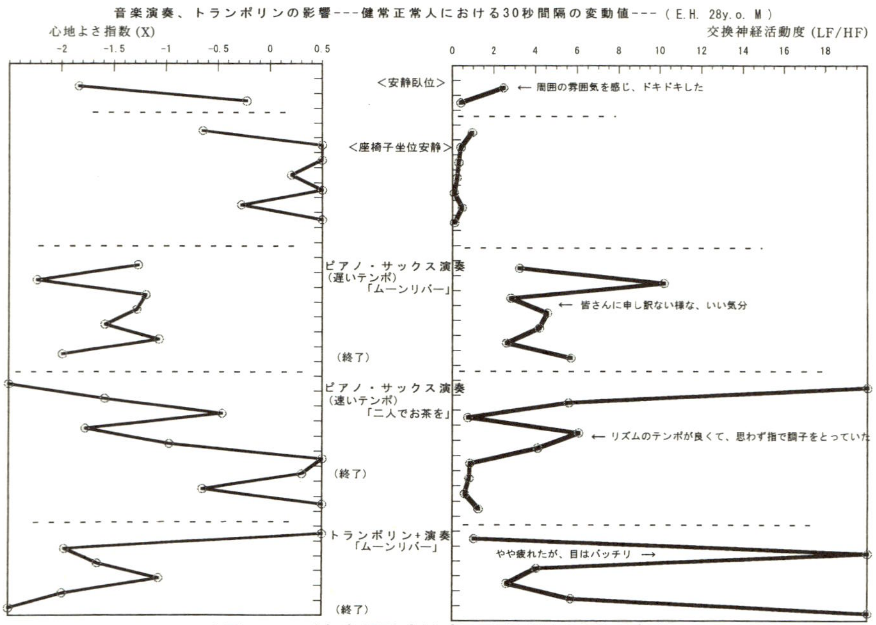

◆図 5 -10／音楽運動療法中の自律神経活動の変動

正常な感受性をもった交感神経活動(右側グラフ)は、図の上から下方へ向かう経過中、周囲から受ける刺激相応に反応していることがわかる。またその時々の〝心地よさ指数〟(左側グラフ)が−1を中心に−1.5から−0.5の範囲にある時は心拍リズムが〝1/fゆらぎ〟となって心地よいことが本人のコメントと一致している。

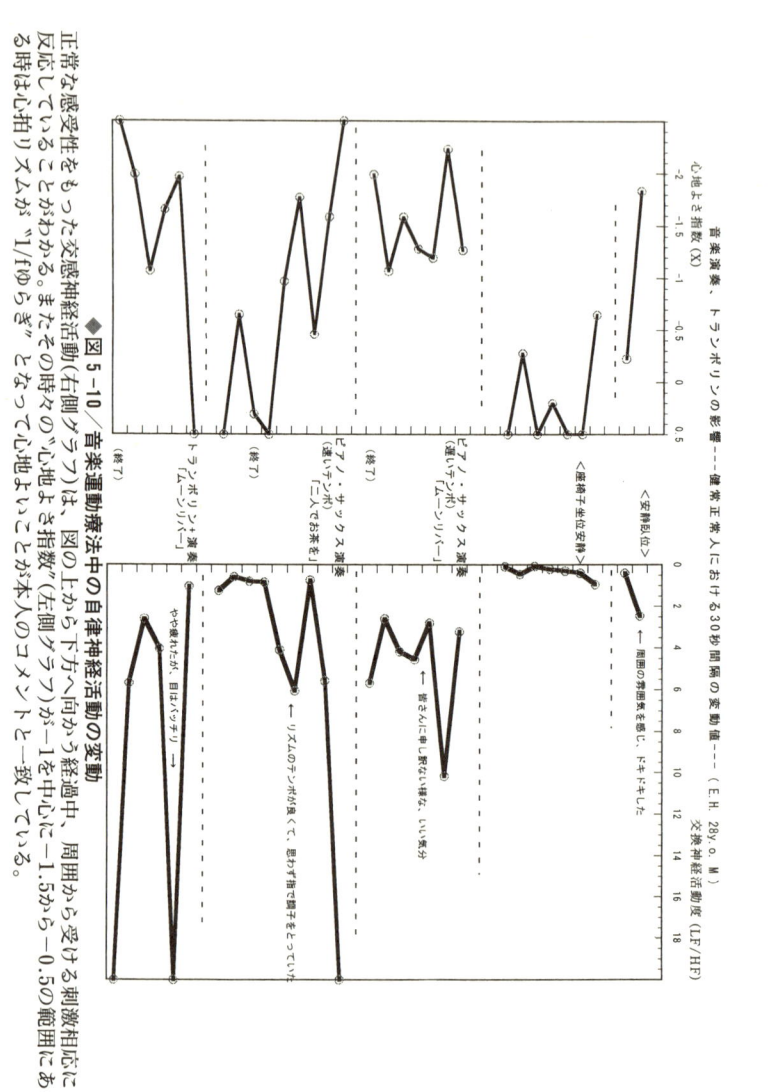

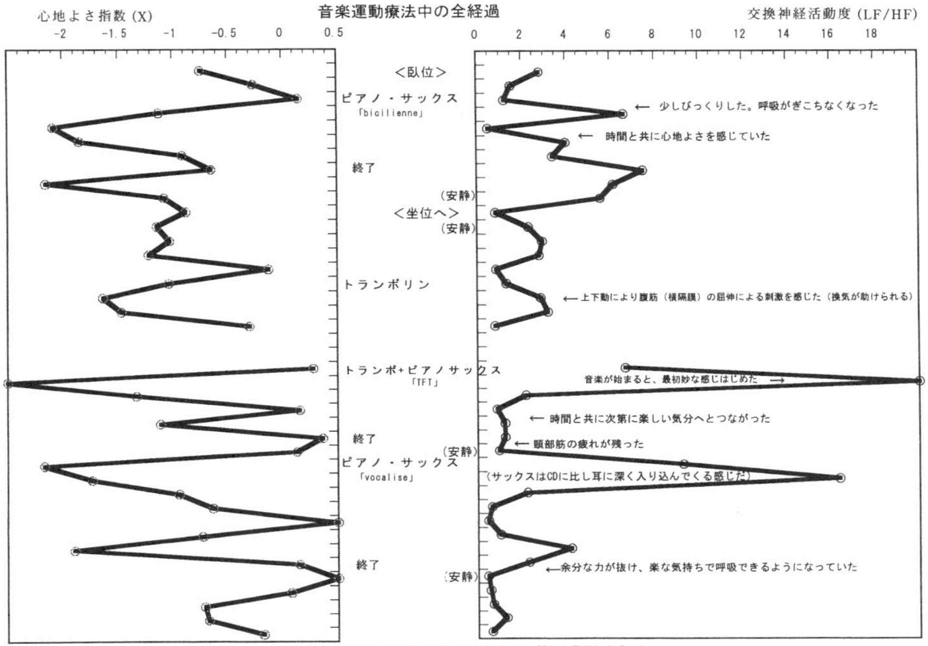

<本人感想>　全体を通じ、周囲の人々の意識を感じ取る事ができ、特別な雰囲気を感じた

◆図 5 -11／健康正常人における30秒間隔の自律神経活動の変動　(K. Y. 36y. o. M.)

あることは「サクソフォン生演奏はCD音楽で聴くより耳に深く入り込んでくる感じだった」というコメントで、この現場にいあわせないとわからない雰囲気をよく伝えています。さらに貴重なコメントは呼吸に関することで、最初はぎこちなかった呼吸がトランポリン上下運動を体験中は、「横隔膜（胸部と腹部を隔てている隔壁）が屈伸するような刺激を感じ、息の出し入れが助けられた」、また約30分音楽運動療法を体験した後は、「らくな気持ちで呼吸ができるようになった感じ」と何気なく述べています。

このコメントは極めて重要な本療法の意義を教えてくれました。〝健康を保つにはまず呼吸の調整から〟、これは古今東西古くからいわれてきたことで、第4章で紹介した新テレビ体操でも取り上げられていることです。いうまでもなく、呼吸（肺）と循環（心臓・血管）および脳神経活動はお互い密接に関係しているのです。

(2) 意識障害患者のデータ分析から

①音楽演奏の影響

ある意識障害の患者に対して、音楽演奏を聴かせ、どのような影響が出るかを10秒刻みの脳活動電位の連続グラフ（215頁、図5-12）でみてみました。ただし、このグラフでは後頭部分の電極から得られたデータだけを示しています。それによると、脳出血を起こしていない側の右脳半球では、臥位で曲目「キエンセラ」の演奏を開始すると、活動電位がわずか増加した後、次第にその電位が低下し、1分過ぎには25～20μVにまで低下しました。それは、音楽の演奏が終了しても引き続き低下しつづけていきました。そのあとで体位を坐位にすると、脳活動電位はいったんは大きくなりましたが、次いで曲目を「夢路より」に変えて演奏し始めると、臥位時の時と同じように次第に鎮まりました。これは健常者の場合とほぼ同様の反応でした。

これに対し、患側（脳出血を起こしたほう）の左脳半球の反応は、右脳半球とは異なり、いずれの演奏開始後もしばらくして、α 波帯域活動電位が右とは逆に高まりをみせました（口絵画像❸参照）。

特に、「On the sunny side of the street」という、テンポの速い曲目に変えると、α 波は、一気に40μV にまで高まりました（平均では30μV 程度、口絵画像❹参照）。臥位時における「キエンセラ」の演奏途中でテンポを速めた時もそうでしたが（口絵画像❺参照）、特に坐位における α 波帯域活動電位の高まりには著しいものがありました。そして、演奏終了後も、その活動電位は低下せず、持続し

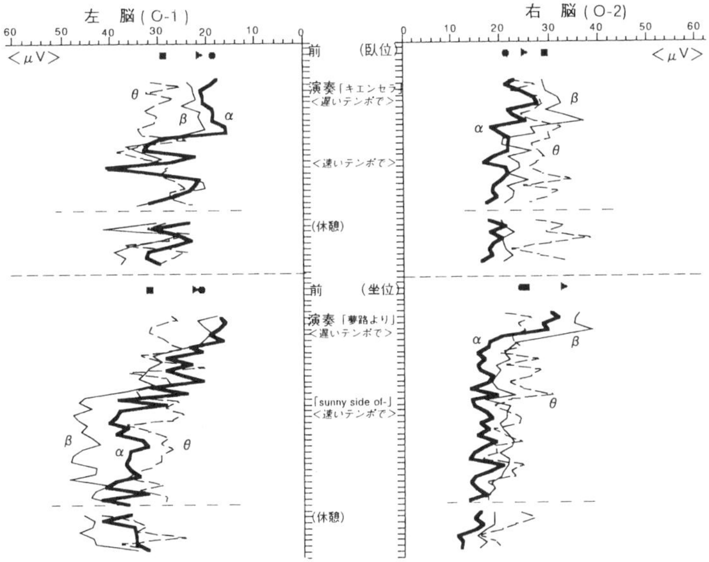

◈図 5 -12／意識障害者の音楽演奏中およびその前後における脳活動電位の変動

左半球に出血のある意識障害者に臥位で「キエンセラ」を演奏すると、右半球の活動電位が少し増加した後、次第に低下した。その後、坐位で「夢路より」を演奏すると同様の動きをみせた。しかし、出血のあった左脳半球は α 波が演奏後高まりをみせ、特にテンポの速い「On the sunny side of the street」では一気に40μV まで高まった。それは演奏終了後も持続した。

たことが特徴的でした。この所見は、後述するように、左右脳半球の片方の一定範囲がダメージを受けたような患者にとって、たいへん重要な意味があります。

この経過を自律神経機能面からみると（口絵画像❶参照）、発語のまったくない意識障害患者であっても、自分の周辺に多くの人々がいるのを気にするのか、臥位になった最初は、交感神経がやや高ぶっていることがわかります。しかし、サクソフォンとピアノによる生演奏（「キエンセラ」）が始まると、交感神経の高まりが鎮まり〝心地よさ指数〟も、〝1/f ゆらぎ〟（グラフの〝心地よさ指数〟が−0.5から−1.5の範囲内にきています）になりました。つまり、心が落ちついたことをデータは示したわけです。これは、先にあげた健常者ボランティアが測定後に感想として述べたことからいえることです。

この実験では、その後、様々なイベントを行っていますが、それらのイベントごとに、それ相応に反応していることがいずれのグラフ経過からもよくわかります。すなわち、交感神経の興奮と、〝心地よさ指数〟が大きくはずれたり戻ったりというように、興奮とリラクゼーションとが交互にみられ、患者にとって音楽運動療法は、よい意味での弛緩・緊張療法になっていることを示しています。次の坐位で演奏を聴かせた時にも、ゆっくりしたテンポの「夢路より」から、速いテンポの「On the sunny side of the street」に移っていくとともに、交感神経活動は鎮まって、〝1/f ゆらぎ現象〟が起きていることが証明されました。これは口絵の図❶で示してあります。

なお、「キエンセラ」という曲は、こころを浮き浮きさせるリズムを持つものであり、「夢路より」は、眠りから覚めてゆく感じで曲が始まり、ついで覚醒から楽しい過程に入っていくという期待感を持たせる曲である（野田）とされています。

②生演奏か CD プレーヤーか

通常出回っている CD プレーヤーは、20kHz（つまり2万ヘルツの周波数、言い換えると音の波が1分間に120万回あるということで、波と波の間隔が非常に細かいことを意味します）以上の高周波がカットされているため、音楽生演奏をそのまま再現しているとはいえないといわれています。しかし最近のものは、性能もよくなり32kHzや44.1kHz、さらには48kHzの高周波まで再生できるものも市販されるようになっているので、かなり近づいたといえるかもしれません。ちなみに、サクソフォンの演奏の場合、吹き方や演奏場所によっても違いはありますが、大体50kHz前後の高周波が出せるといわれています。

そこで著者は、同一意識障害者に同じ曲目をまずCDプレーヤーで、次いで野田氏の生演奏を聴かせ、さらにこの順序を逆にして聴かせたりして検討してみました。また、異なる日に、新しいタイプと古いタイプのCDプレーヤーを使って比較してみましたが、この患者では明確な差は出ず、ただ演奏とCD音楽との切り替わりに際して、脳波と心拍変動とが微妙に変動することが確認できた程度でした。ただ、一般に生演奏の後にCDを聴かせた場合は、音楽演奏でいったん上昇した脳の電気的活動、つまり、交感神経活動が少し鎮まる方向で持続し、この順序を逆にすると、後半の演奏開始で変動をきたして、脳活動電位の高まった状態が持続されるようにみえます。しかし、これは誰にも当てはまることではなく、生演奏のほうが〝1/fゆらぎ〟になりやすい人、あるいは反対に、CDのほうが〝1/f〟ゆらぎになりやすい人がいるようです。

ただ、生演奏の場合、奏者は患者を視野のなかに入れ、患者の動きや表情などにあわせて音程やテンポを微妙に変えられるので、患者にとっても介助者にとってもよい意味での刺激になっていることは間違いありません。刺激療法を実施するには、患者を眠らせては意味がないと思います。さらに患者は、同伴する介助者の気分にも左右されるので、特にCDで音楽を聴かせながら療法を実施する場合には、周囲の活気を失わないように注意しなければなりません。

それはCDによる音楽では、どうしても音楽そのものが単調に流れ、介助をする周囲の人たちの動きも、生演奏とは違って生き生きとしたものにはなりにくいうえ、患者は目をつむってCDを聴くために、眠気を誘ってしまうおそれがあります。

このような意味でも、患者の意識を刺激して賦活状態にしたうえで、身体のバランス能力を引き出すことに役立つトランポリンを併用しながら快刺激を伴うような音楽を聴かせることは、たいへん効果のあることです。

③トランポリン上下運動の影響

つぎに、トランポリンの影響を、10秒刻みの脳活動電位の連続グラフでみてみますと（219頁、図５-13）、音楽演奏なしの、つまりトランポリンだけで行った場合は、その上下運動の開始直後に、患側の左脳半球のα波の活動電位が大きく高まったのに対して、右脳半球では少し遅れて高まりを示しました。しかし、左右いずれの脳半球においてもα波の活動電位は、トランポリンの運動刺激があるにもかかわらず低下していきました。

口絵カラー画像❻❼からもわかるように、トランポリンの運動開始直後は、揺れ現象もあって赤色が強くなっていますが、この上下運動を継続していると、運動中にもかかわらず、上昇していた脳活動電位が次第に鎮静化しています。

また、トランポリン運動が自律神経を活発にし、かつ心拍変動が次第に〝1/f ゆらぎリズム〟になっていくこと（213頁、図5-11／215頁、図5-12）もわかっています。このことは後で述べますが、呼吸の調整にも、意識の集中化の面でも極めて重要な意義があり、一般運動療法の見地からも興味深い所見であると考えます。

④演奏とトランポリン同時進行時は

一方、休憩後に引き続きトランポリンで上下動運動をさせながら音楽を演奏した場合をみてみますと、左脳半球のα波帯域の活動電位は、上下運動によってそれほどの高まりをみせませんでした。

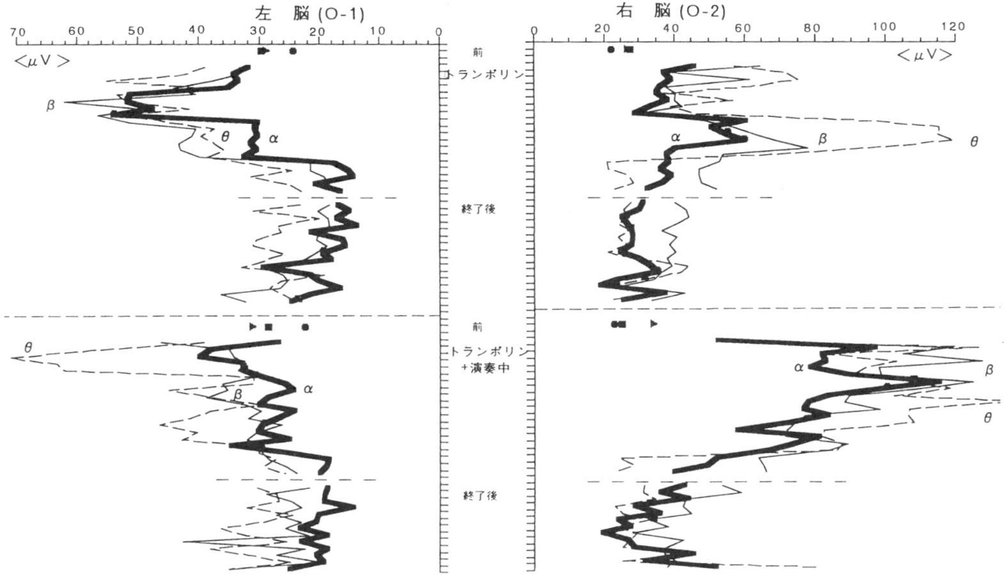

◈図 5 -13／脳活動電位におよぼすトランポリンおよび音楽演奏の影響

トランポリンだけの場合、その上下運動の開始直後に、患側の左脳半球の脳波で α 波の活動電位が大きく高まったのに対して、右脳半球では少し遅れて高まりを示した。しかし両半球の α 波の活動電位はトランポリンの運動刺激があるにもかかわらず、低下していった。また、トランポリンで上下運動をさせながら音楽演奏をした場合、左脳半球の α 波の活動電位はそれほどの高まりをみせないが、右脳半球の活動電位は著しく高まった。

これに対して、右脳半球の活動電位は極めて著しい高まりをみせました。これは、特徴的な所見だったといえます（219頁、図5-13）。

これを心拍変動の面からみてみますと、やや複雑ですが、トランポリン上下動運動単独と、演奏（「曲目：二人でお茶を」）併用時とでは、やや自律神経機能の反応の趣が異なったことです。すなわち、いずれも開始初期は交感神経機能が高まりますが、次第に落ち着きをみせる点では同じではあるものの、トランポリン運動と音楽演奏とを併用したほうが〝1/f ゆらぎ〞の面からみると、より心が落ち着くようになってみえます。ちなみに、共著者の野田によると、「二人でお茶を（tea for two）という曲は、「あなたは決して一人ではないよ、二人は一緒よ」といった意識を高め、お互いの協力関係や信頼関係を保つのによい曲だとのことで、トランポリン療法やボール投げ、支えての歩行をする際には有効だとのことです。したがって、曲目の種類によって影響が異なるのかもしれません。

⑤足裏反射帯刺激、嗅覚・味覚刺激

足裏や耳などを刺激すると、気分がよくなったり疲れがとれたりすることが経験的に知られていますが、ここでは、古来より、東洋医学で用いられている足裏のいわゆるツボ刺激を行った場合、脳の活動電位がどうなるかをみてみました。足ツボ（1－2指間）を術者の親指またはツボ刺激棒で押しつけ、刺激を数回繰り返した場合、10数秒ほど遅れて活動電位は上昇しましたが、それはそれほど大きくはなく、ツボ刺激が終了した後は、安定した鎮静がみられました（221頁、図5-14）。そして、その後強い中国酒を嗅がせたところ、急速に脳電位が低下すると同時に、患者はよだれを垂らし、喉をゴクゴクさせました。

しかし別の患者に〝ハッカ〞を嗅がせたところ交感神経が興奮し、〝心地よさ指数〞が大きくはずれてしまったりすることから、匂いの種類で刺激の程度は異なることを示しました。また味覚刺激でも、経口摂取がままならない患者でしたが、舌を介しての味覚刺激も人

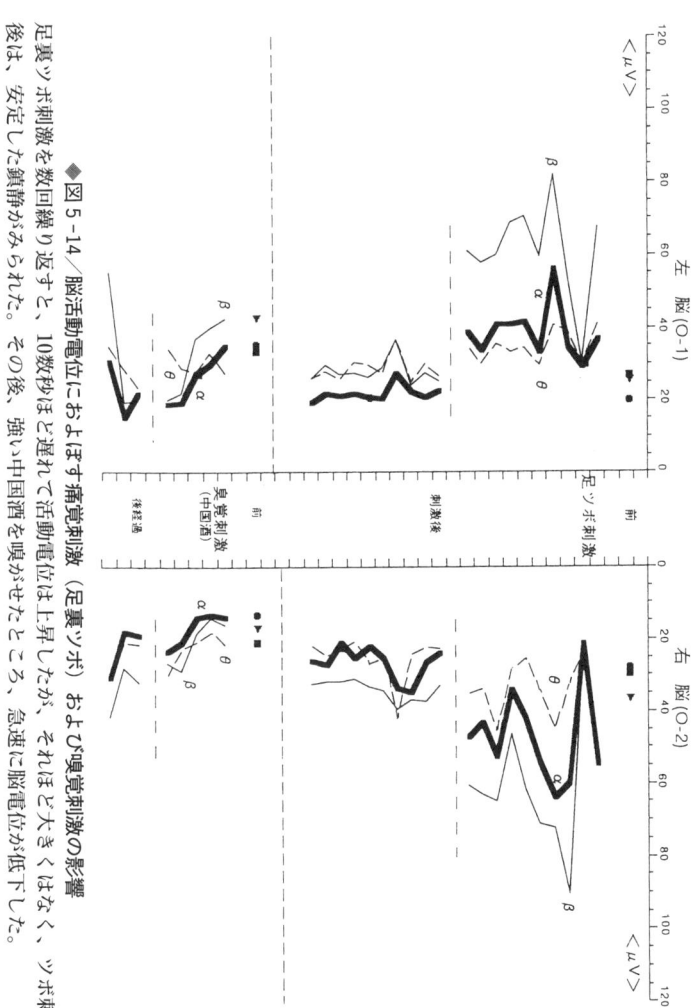

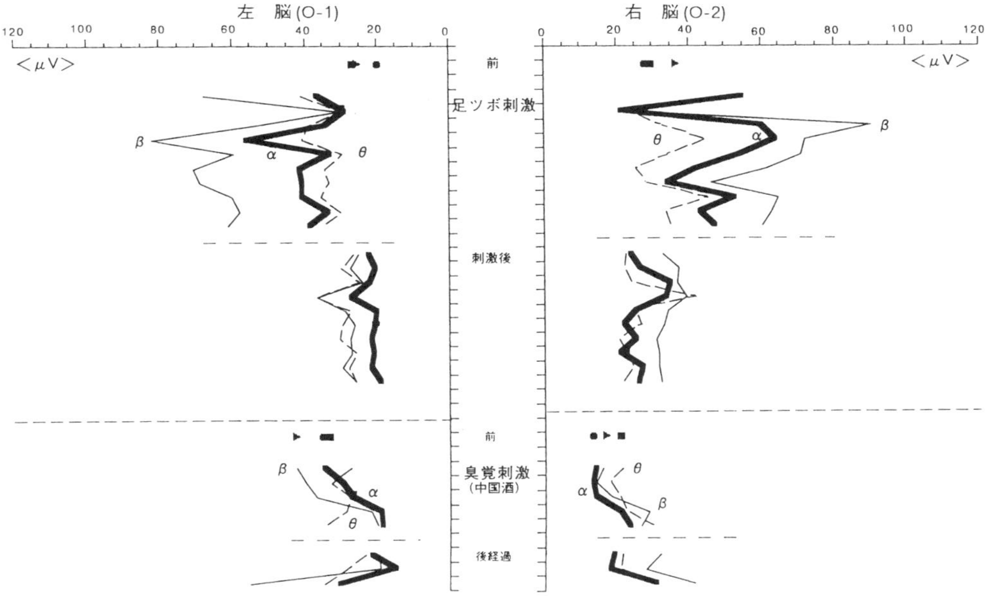

◈図 5 -14／脳活動電位におよぼす痛覚刺激（足裏ツボ）および嗅覚刺激の影響
足裏ツボ刺激を数回繰り返すと、10数秒ほど遅れて活動電位は上昇したが、それほど大きくはなく、ツボ刺激後は、安定した鎮静がみられた。その後、強い中国酒を嗅がせたところ、急速に脳電位が低下した。

間にとって大切な脳刺激になることをつくづく感じさせるものがありました。いずれにしてもこれらは患者本人の個人差で大きな違いがあるようです。状況によって適切に実施してほしいものです。

⑥周囲からの呼びかけ

意識障害の程度の大小で異なるのは当然ですが、時々刺激に対して意味のわからない発声をするある一人の患者（50歳女性、脳出血後遺症）の治療経験をご紹介します。この女性は、ハッカ臭やその他、嫌いだと思われる刺激に何らかの反応発声している時の交感神経活動度がデータ上異常に亢進《こうしん》し、〝心地よさ指数〟もずれているのですが、家族らが繰り返し家族の名前を思い出させようとの問いかけにオーム返しにわずかに答えたようにみえたその時には、交感神経はさほど興奮せず、〝心地よさ指数〟が〝1/f ゆらぎリズム〟に近い数値を示しました。このことは、物いえぬ患者が家族の声を求めている証ではないかと非常に印象的でした。

⑦一連の経過を通してみると

若年健常ボランティアと意識障害患者（この例は左脳出血による）について、各イベントごとに脳活動電位の変動を平均値としてそれぞれのイベント単位で次々連ねて全経過を示したのが図5-15（223頁）と図5-16（224頁）です。この両者を比較しながら観察してみましょう。

健常者は、臥位、坐位、トランポリン中であっても、その脳活動電位は左半球、右半球ともほぼ同じように変動しています。これに対し、意識障害者の場合は、その脳出血側の左半球と非出血側の右半球での活動電位の変動に違いがあるということがわかります。

意識障害者におけるこれら一連の療法中で忘れてはいけないことは、患者に対して声をかけたり、できれば数人がかりで支えながら立たせ、演奏にあわせてダンスを行ったりしたことです。足裏を地に着かせることは、人間本来の歩行を目指すもので、寝たきりにならないよう、ぜひとも試みるべきリハビリ訓練法といえます。

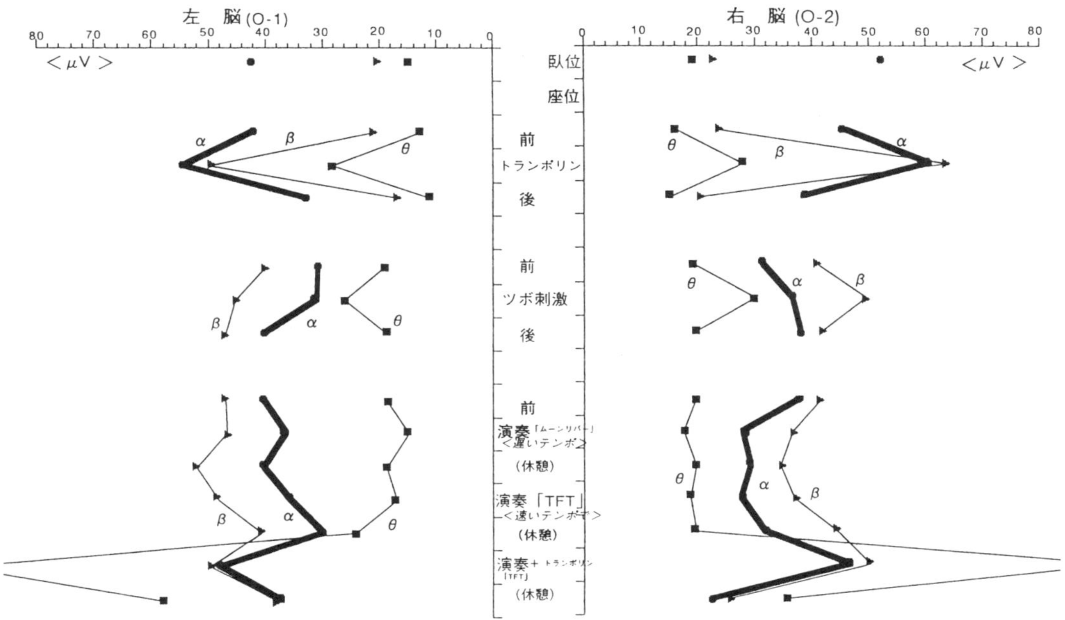

◆ 5 -15／健常若年者の音楽運動療法中の脳活動電位の変動――各イベントごとにその平均値で示す
健常者の脳活動電位は、臥位、坐位、トランポリン中であっても、左半球、右半球ともほぼ同じように変動していた。

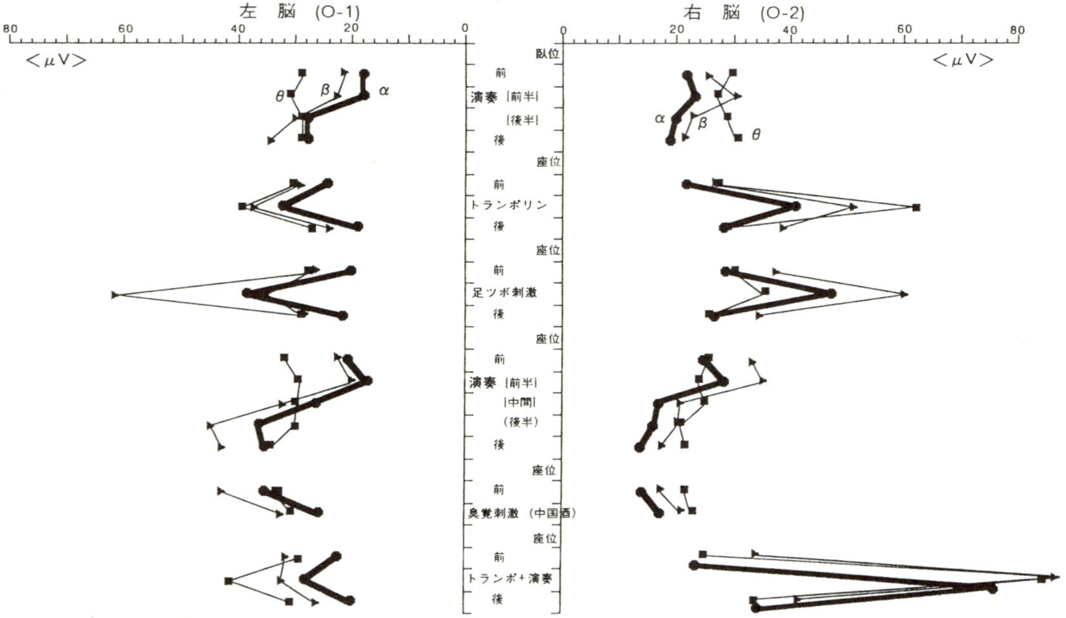

◆図5-16／左脳出血後の患者での音楽運動療法中の脳活動電位の変動(各イベント平均値にて)
意識障害者の脳活動電位は、脳出血側の左半球と非出血側の右半球との変動に違いがある。とくに、坐位で音楽演奏とトランポリン上下運動を行った場合、非出血側の活動電位が大きく増した。

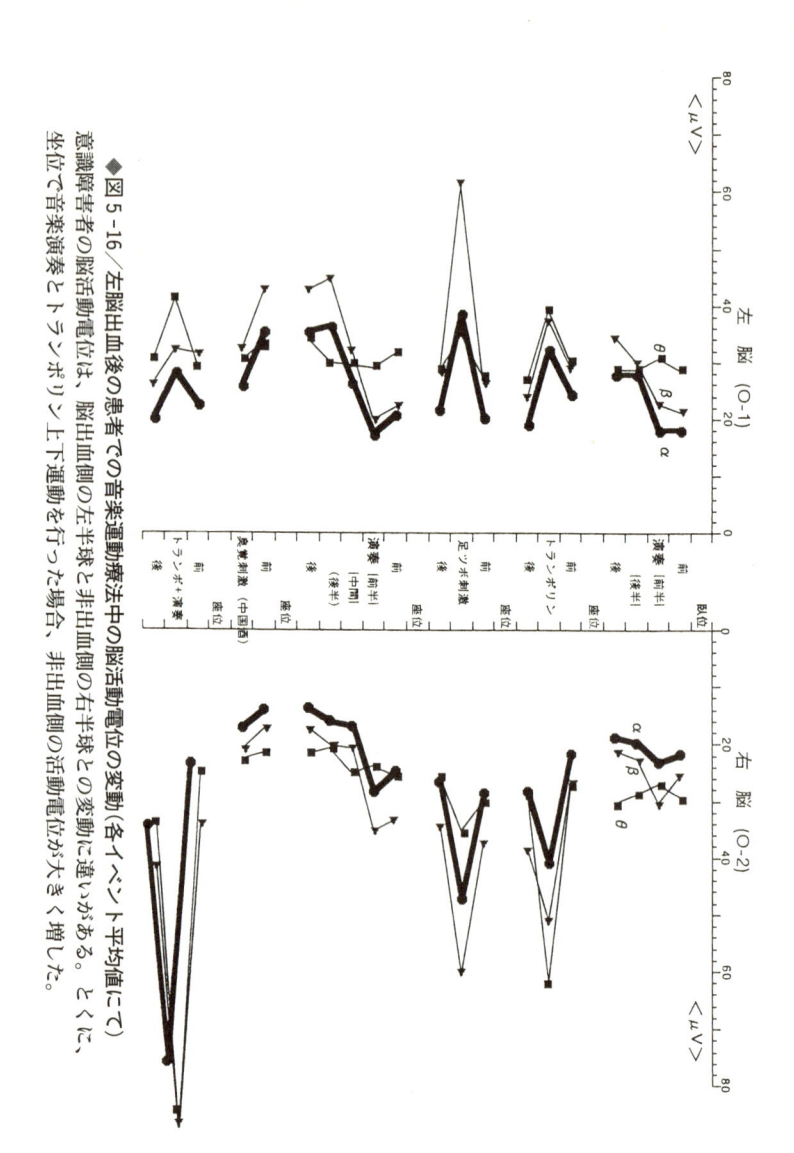

２本の足で起立することは、足裏にある全身のツボを知らず知らずのうちに刺激していることにもなります。

ことにダンスは、音楽のリズムにあわせて身体を動かそうとする努力を引き出すうえに、足を前方のみならず、後方や左右へ動かしたりターンをしたりするので、たいへんよい脳の刺激訓練法となります。

実際、寝たきりに近い患者（女性）が、家族や介護者に支えられて立ち上がり、その患者が元気なときに好きだったダンスを夫婦で踊る光景をみましたが、こういう現場を見学すれば誰しもが感激するはずです。またそのような場に立ち会った家族や介護者は、患者とともにあることを実感するはずです。また、周囲から自然に出る励ましの声かけは、患者の気持ちを奮い立たせるのに大きな効果があるはずです。著者らは、実際、音楽運動療法の最中にこのような場面に何度も出くわしています。

⑧音楽運動療法の繰り返し効果――交感神経活動度の面から

ある患者が８カ月間に音楽運動療法を３回実施し、それぞれの自律神経機能のうち交感神経活動度を取り上げ、その全経過を示す連続グラフを３回分並べ、一つにして比較した一例が図５-17（226頁）です。これをみてもわかるように、回を追うごとに著しい上下変動がみられるようになっています。もちろん機能回復の証ともいえますが、情動面の動きを推察するに、音楽運動療法をはじめた時はおそらく患者自身とまどいを感じていたか、または恥ずかしいと思っていたのかもしれません。しかし、療法を反復するたびに次第に〝のせられてきた〟、または〝やる気が出てきた〟というあらわれではないかと推測させるのに十分なデータであると考えます。

いずれにせよこのデータは、刺激に対する生命現象である自律神経機能の反応性が高まってきた証拠を示すものと考えられます。

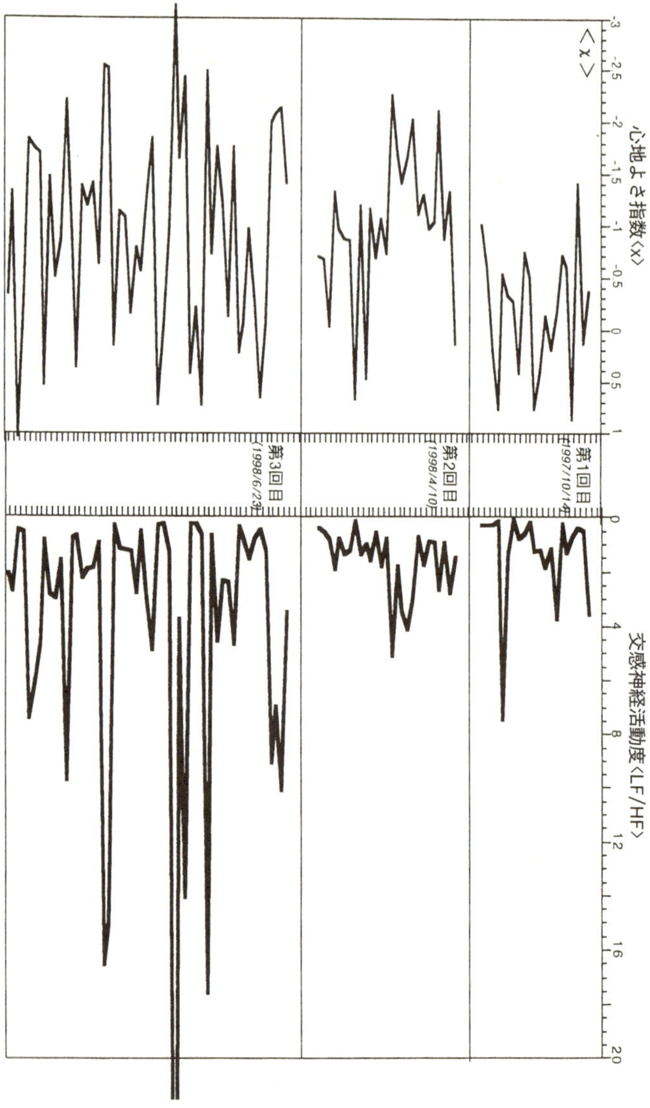

◆図5-17／音楽運動療法を繰り返し行った結果——自律神経機能の変化

音楽運動療法の回数が増えるごとに交感神経活動度の変動が活発になり、心拍リズムも"1/fゆらぎ"になることが多くなっていることがわかる。

(3) この脳卒中患者の臨床経過とその後の変化

ここで述べた患者は、昭和24年生まれの男性で、1988年９月にクモ膜下出血で倒れ、この時は脳動脈瘤クリッピングの手術を受け、その後は仕事にも復帰していました。ところが、1995年９月早朝に意識障害を生じて倒れ、近くの病院から転送されてきました。その転送後の経過は、表５−１のとおりです。

◆表５−１／Y.O.さんの臨床経過

- 転送後意識レベルが悪化、CT 上左前頭葉に血腫の増大を認めた。
- 瞳孔に左右差(右６ミリ､左1.5ミリ)および対光反射消失､四肢麻痺。
- ただちに左脳内血腫の除去手術、減圧開頭術施行。
- その後も呼吸不全状態、四肢麻痺、意識障害が残った。
- １カ月後、刺激で開眼、自発呼吸が出現。２カ月後、頭蓋形成術、v-p シャント再建術施行。
- ６カ月後には遷延性意識障害改善を目指して頸部の椎弓切除-硬膜外刺激電極留置し、以後この刺激治療（３ v、10→70Hz まで試みた）で首の坐りがいくぶんよくなったが、意識レベルの明らかな改善はなかった。
- 1996年10月、近くの病院に転院。この頃名前を呼ばれると開眼するが、自発言語なし。感情失禁状態で指示に応じない。弛緩性四肢麻痺、脳萎縮状態(CT像)（図５−18)。

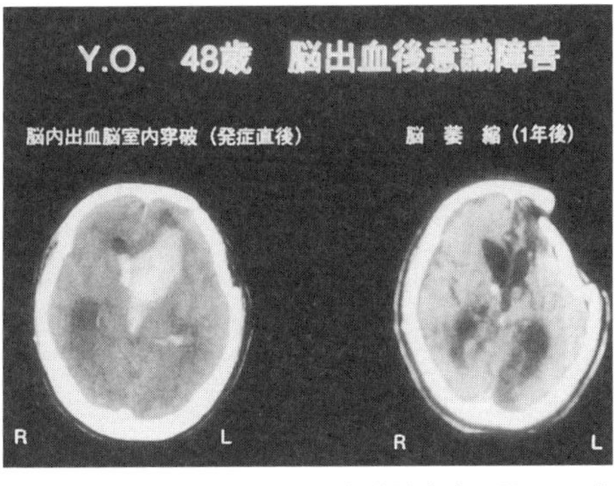

◆図５−18／左脳出血による意識障害者の脳のCT像

- 1997年10月より音楽運動療法を実施。半年後（1998年6月頃）には音に対して反応がよくなり、声かけに対しても反応するようになった。足拇《ぼ》指《し》のツボ刺激に対するアクションがオーバーになった。頸部の固定がよくなってきた。以前は、眼球浮遊様状態であったが、いまは物を凝視でき、いくぶん目が鋭くなったようである。舌根沈下様の呼吸音であったが、消失している時がある。坐位時、顔面麻痺による口角からのよだれが、現在は出ない日がある（家族の印象）。
- その後も訪問介護者の支援を受け、在宅でトランポリンの代わりにフィジオボールを使い、CD曲で週2回実施してきたが、1999年6月頃には鼻腔カテーテルを除去、その頃から呼吸もらくそうになった。尿意は膝を立てる仕草、排便を介助するといきむようになった。

1999年秋頃からは顔つきもさらにしっかりしてきて、奥さんが外出先から帰ってきてそっと近づき、低い声で「ただいま」というと「ううう」と返答するかのように発声する。好物を口に当てると口もとがゆるんでゴクゴクと飲み込むが、嫌いなものだと口を閉じてしまう。

また、音楽運動療法リハビリ法の実施中、今までは後支えの介護者に全面的にもたれかかっていたのだが、支えの手を離しても自分でしっかり坐れる時間が長くなった。そして上下運動中、CD曲にあわせて「いっしょに歌おうよ」と声かけすると、「ううう……」とともに歌っているかのようなかすかな声を出す。また、訪問介護者の「風呂に入るよ」という声かけに一瞬表情がゆるむ（笑顔に近いと思われる）ことがある。風呂の入れはじめはエアーウェイを口に挿入して実施したが、1999年夏からは用いていない。訪問介護者によると、他の共通点の多い似かよった患者（寝たきりで本療法は実施していない患者）と風呂に入れる時のことを比較しても、硬直の具合がずいぶん違って、スムーズに風呂介助ができ、この音楽運動療法リハビリ法の有効性を実感しているという。

④ 医学的解析結果の検証

(1) 今回得られたデータで注目されること

①音楽演奏の影響

音楽演奏を聴いていると、健常ボランティアのそれまで高まっていた脳波（α波）の活動電位の振幅が、時間の経過とともに左右とも同時にほぼ同様に次第に減少し安定しました。これに対して、ここに例示した左脳に器質的障害がある患者の場合、全体に脳萎縮が認められる意識障害があるにもかかわらず、非出血側の右脳は健常者と同様の動きを示しました。ところが、出血側の左脳は演奏に強く反応し、特に曲のテンポを変えると、それに呼応するかのように活動電位が急速に高まりました。

つまり、障害されているはずの左脳半球の脳波からみる限り、音楽に反応していることがわかったのです。

ただし音楽演奏は、単に「テンポが速ければよい」というのではなく、ワンパターンで単調な同じ調子の演奏をするだけでは刺激にはなりません。時々テンポを変えるとか、時には誰かが歌ってあげるとかの変化をもたせることが覚醒刺激に必要だと考えます。生演奏のよいところは､奏者が患者の表情その他の反応に応じて､強弱・テンポを随時変えることができる点です。したがって、奏者の患者をみる目、経験が大きくものをいうわけです。CDプレーヤーで単調な音楽を聴かせているだけでは、〝こころを癒す〟だけならよいでしょうが、ここでいうような目的にはそぐわないので、何らかの工夫をして随時テンポの異なる曲目に変更することが大切です。ただし、お断りしておきたいことは、同じ患者でも気分のよい日もあれば、気分の悪い日もあるはずで、その日その日で感じ方も異なるでしょうから、いつも同じ反応が出るとは限らないということです。音楽の響きは聴覚を介しての音の快刺激であって、その時までの患者の〝硬直した感情〟に動きを誘発して〝こころ〟によい影響をおよぼします。このことはここで紹介した研究で〝心地よさ指数〟という数値でもって具体的に証明しました。

②トランポリンの上下運動の影響

意識障害の患者をトランポリンで上下運動の刺激をすると、それまで伏目だったのが目を大きく見開きます。患者にとって上下運動に抗して姿勢を保つことは容易なことではないはずです。このことからもわかるように、身体のバランスを保とうとする努力を強いられるため、脳・脊髄内の神経回路を活発に行き来するインパルスが生じ、思わず脳は覚醒させられるのでしょう。そして、いったん〝のってくる〟と健常若年者の施行後のコメント（211頁）にもあるように、当人は波乗り気分となって気持ちがよいものと推測できます。

このことは、心拍リズムが〝1/f ゆらぎ〟を呈するようになるというデータで科学的に裏づけられました。さらに、トランポリンなしで音楽演奏だけの刺激の場合は、一般に脳波（α 波）の活動電位は平均的には比較的低いままであり、また交感神経活動度も同様に低いままで経過しましたが、トランポリン上下運動を実施した後に、つまり運動したあとで音楽演奏を聴かせた場合には、脳が刺激され、はっきり覚醒状態をつくり上げているためか、活動電位も高まっており、交感神経活動度も平均的に高い変動を示すということが明らかになりました。

③音楽演奏とトランポリン上下運動併用の影響

音楽演奏とトランポリン上下運動の療法を同時にあたえると、それぞれ単独の時よりも、患者は、より音楽演奏に耳を集中してリズムにのりやすくなり、〝1/f ゆらぎ〟の面からも安定した変動を示したうえに、障害側と非障害側の脳の反応が微妙に異なりました。本療法を体験した健常正常人の一人は、「サクソフォンの生演奏は耳の奥に入り込んでくるようだった」と感想を述べています。

このように、演奏とトランポリン併用実施時の心拍変動リズムが〝1/f ゆらぎ〟で心地よい気分ということは、揺さぶられて不自由な身体のバランスを維持しようと緊張しているところに、かたわらで演奏する音楽によってこの緊張から解放され、また一方では、外に向いた散漫な注意力が自分のなかに向かって集中できるようになったのでしょう。

別の見方でいえば、正常なヒトが歩くために知らず知らずのうちに身体のバランスをとっているのと同じ効果を得させるともいえます。

つまりヒトが歩いたり、手で何か作業をしたりする時、脳は身体の様々な部分に信号を送り、約640あるといわれる骨格筋を微妙に操っています。ところが、脳の指令どおりにこれら多くの筋肉を正確かつ協調的に円滑に動かすためには、触覚という感覚信号や視覚というフィードバック情報が必要で、これらを正しく分析し直して、絶えず指令を微妙に変更し調節しなおすことで、円滑な作業がなしうるわけです。これは脳内におけるいくつかの領域の複雑多岐な連係活動の結果できることです。しかし脳障害患者では、この脳内での連係活動がどこかで遮断されているため、円滑に行われません。そのうえ歩けないのですから、この自然のバランス調整機能は全く働かすことができません。トランポリン上下運動は、このような障害患者に歩く時のバランス調整機能を忘れさせないように、さらには積極的に全身の神経機能を呼び起こし動員する効果があります。

いま、脳という司令塔へのフィードバックセンサーとして触覚、視覚を例に述べましたが、実は他にも身体のバランスをとるために重要なセンサーのあることも忘れてはいけません。それは聴覚のところ（159頁）で説明したように、内耳には平衡器官というものがあり、これは卵形嚢と球形嚢と三半規管（三次元方向感覚察知）からなっていますが、これが加速や減速および立体的方向性を判定するという機能を持っています。また、体幹や手足の皮膚には、圧を感じる一種のセンサーである受容体や、体位を感じる固有感覚といわれるセンサーもあります。

こういったあらゆる情報を、脊髄―視床路を介して収集した大脳皮質（情報分析・判断や、体位を感じとるセンターといえます）は、一方では視覚からの一部の情報を受けて平衡バランスを調節した小脳からの情報もまとめ、これらをもとに体幹や手足の筋肉に指令情報を流し、知らず知らずのうちに反射的に身体のバランスを整えているのです（233頁、図5-19）。

目をつぶったまま片足立ちすると、バランスを失ってよろけたりするのは、これらの情報が不足してしまうからです。意識障害のある患者は、一連の音楽運動療法でトランポリンの上下運動をはじめると目を大きく見開きますが、これは視覚情報を得ようと、反射的機能を呼び起こしているものと考えられます。

このように、トランポリン上下運動を音楽にあわせてリズミカルに行うと、脳の病的障害と寝たきり（安静病臥）によって中断していたこれら脳内の連携活動が、否応《いやおう》なしに自分の姿勢を保とうとする動物的反応として次第に甦るわけです。ここにいたる過程は遅々たるものですが、リハビリ治療の方法としては優れたものと考えます。

さらに一般に気づかれていないことですが、トランポリン演奏が呼吸筋をリラックスさせ、スムーズな呼吸運動をさせてくれるということを健常体験者はいみじくも証明してくれました。呼吸の仕方は心臓のリズム、脳の働きにも大きくかかわっています。もちろん、自律神経系にも関係しています。これもいくつかの論文で証明されています。第4章の終わりに少し触れておいたNHK新体操（みんなの体操）でも、〝手と腕の運動〟〝胸の運動〟〝腕と脚の運動〟な

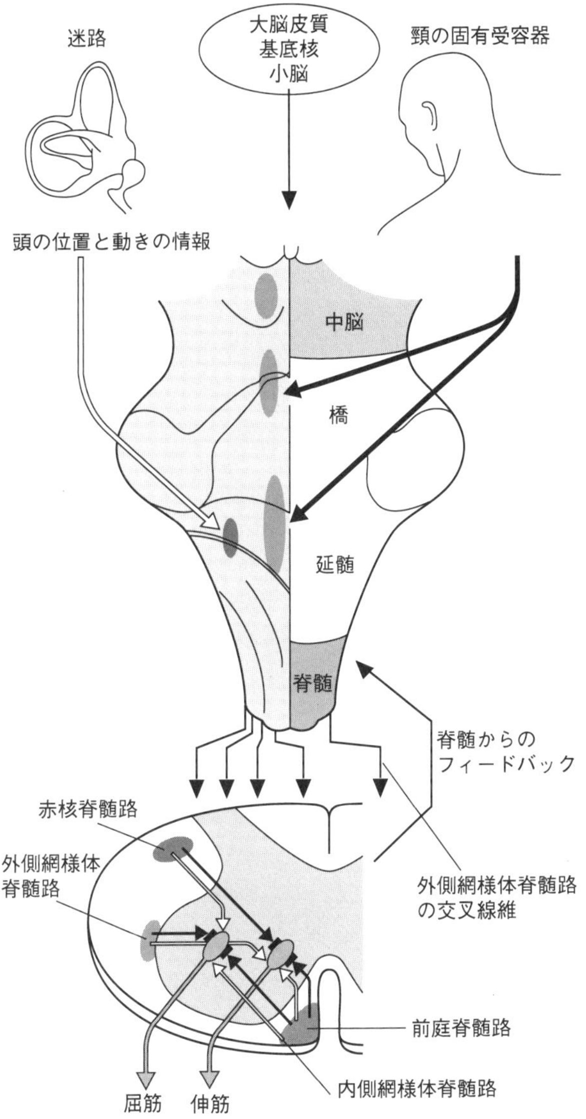

◆図5-19／トランポリンの上下動を脳がコントロールする時のメカニズム
［『生理学アトラス』文光堂］

どで呼吸のリズムを強調していますし、運動によって新陳代謝が活発になって、身体は酸素をより多く要求します。体操の最後に必ず〝深呼吸〟で締めくくることからも、呼吸の調整がいかに健康の維持に大切かを教えてくれています。

④足裏反射帯知覚刺激の影響

足裏反射帯刺激については、医学的・科学的にはまだ不明な点があるにしても、耳介や足裏には全身の各部分それぞれに相当する反射帯（ツボ）が集約されているといわれています。このことは、繰り返し述べてきましたが、人間は直立するようになって大脳が発達したといわれるように、歩くことによって、多くの刺激を足裏の皮膚面、いわゆるツボを介してたえまなく入力し、脳を刺激して活性化してきたことにこの反射帯としての意義があると考えられるからです。ツボといわれる箇所は何も足裏、耳介に限らず、全身各所に存在し、それと対応する各内臓臓器からも途中で同じ経路に合流して、脊髄を上行して脳に達しているということで、診断にも利用されることがあります。たとえば、肩のあるツボの箇所が痛むということで受診した患者が、実は狭心症だったというような事例はよくあることです。

少し話がとびましたが、今回健常人ボランティアの例（212頁、図5-10）でも、この足裏知覚刺激を〝痛かった〟と述懐していますが、正常な感受性のある神経を持っているからこそ、そのように感じたのでしょう。しかし、なんとその時の心拍リズムはほぼ〝1/fゆらぎ〟を呈していました。神経障害のある患者は、どう感じているのでしょうか？　意識障害のある患者からも心地よいと感じているらしいデータを得ています。

そこで、音楽演奏やトランポリンの一時休憩時間を利用して、嗅覚刺激や味覚刺激を行う一方、いわゆるツボ刺激を1～2分間、患者がいやがらない範囲内で繰り返します。この反射帯刺激がもし快感刺激として脳に伝わると、前章で解説したように、ドーパミンという物質が出て、いろいろな行動を起こすのに必要な回路を働かせるようになるはずです。一般にやる気を起こさせる足裏のツボは、親指側の丘付近にあるといわれますが、〝下垂体〟や〝甲状腺〟のツボ、また足底中央前端のくぼみ部分のツボ〝湧泉〟は、疲労回復によいというのも一理あるのかもしれません。

このように、ツボ刺激を一つの知覚神経センサー刺激療法と位置づけましたが、このような末梢神経を電気で刺激する治療法は医療面で種々試みられてきました。たとえば、脳卒中などの後で残る片麻痺（左または右の上肢や下肢の麻痺）に対して、首の後ろから、また腕の神経近くに電極を埋め込んで、そこからの電気刺激伝達を脳中枢に送り、神経機能を蘇らせようとの試み、また長期にわたり筋肉が衰えないように、その近くに電極を埋め込んだりして、一定の成果をみている研究もあります。

しかし、いずれにしても手術を要し、その費用も高額となることから、一方では在宅でも気長に行えるということで、簡便な低周波治療器で同様な試みも行われてきました。著者（後藤）のこの方面（ペインクリニック）での検討では、その刺激強度が一定以下では鎮静効果を、その強度を強めてあたえると逆に痛みを感じ、交感神経も興奮させることを証明しています。したがって、ツボに対してもこの種の機器を応用できると考えています。

そこで、音楽とどのように組み合わせたらよいかが一つの検討事項になってきます。音楽は、高い音の時には周波数(f)が高いので、そこに生じる音波の波の間隔は非常に細かくなり、一方、低音になると、周波数(f)も小となって波の間隔は粗くなるので、これに同期させるとしたら電気刺激をどのようにしたらよいか、検討が必要です。

⑤嗅覚、味覚、視覚、声掛け刺激の影響

音楽演奏の刺激の合間に、患者にアルコール類などその人の好物の匂いを嗅がせることは、脳内の複雑な活動を次々と働かせることになります。それは匂いを嗅ぎとる鼻から、まず信号を受けとる嗅球（前頭葉の下にある小さな球状の部分）、次いで情報を受けとる領域に大脳辺縁系があります。ここは記憶や情動に関与する海馬、扁桃体（149頁、図4－9）といったところですが、ここに匂い情報を絡ませることが退化した記憶や情動を呼びさます理由と考えられます。したがって、これは、音楽とともに別ルートから意識障害者の脳を活性化する意味でも効果的といえます。そのため酒などの強烈なアルコール臭や、食欲をそそるような匂い（本人が好きだった料理や果物）を嗅がせるのもよいことです。さらに、同様な意味でその人が好んだジュースや牛乳、酒、ビールの少量も、トランポリン運動でいささか疲れ、喉が渇きぎみの時には効果的な味覚刺激となります（ただし、反射機能が鈍っているので、誤嚥《ごえん》に注意）。

同様に視覚刺激ももちろんよい刺激となります。トランポリンを動かすには何人かの介助人の協力があるわけで、状況判断や誰であるか理解できないにしても、患者本人もそのことが視界に入っているはずです。また、周囲の人たちの声かけによって、交感神経活動が微妙な変動をしたことをみても、大いに影響をおよぼしていると考えられます。

このように、自分のために何人もの人たちがサポートしてくれていることを肌で感じさせることは、自ずと何らかのよい刺激になっているはずです。

⑥音楽の〝心地よさ〟を数値化し情動の動きを証明

ヒトの感情は数値で表し難いのですが、ここでその一つ、気持ちという感情を心拍変動リズムの〝1/f ゆらぎ現象〟を見出すことにより〝心地よさ指数〟という数値で示しえたことは、音楽のヒトの感情にあたえる影響を知るうえで貴重なデータといえます。これは意識障害で〝物いわぬ患者〟が、音楽演奏で〝心地よさ〟を感じているらしいことを数値で示すことで、音楽がよいコミュニケーション手段となっている証拠と受けとれるからです。別の見方でいえば、音楽という音波ならば、高度の理解力、言語機能が阻害されている意識障害患者であっても、コミュニケーションの手段となりうると受けとれます。

音響学の分野でも、可聴域を超える高周波によって α 波が増大すること、PET によって脳幹や視床の血流量が有意に増大し、α 波活動電位と脳幹血流量との相関があることなどの報告があるように、脳活動に影響していることがわかります。このように、意識障害患者もまずは大脳下部（辺縁系の情動中枢）から賦活されれば（少なくとも〝心地よい〟という情動の動きは証明されましたので）、いずれ大脳機能によい影響がおよぼされると考えられます。

⑦交感神経活動度が高まる

また、音楽運動療法を繰り返すことによって、次第に交感神経活動が活発化してきたことも注目されます。ただし、これらはその時その時の体調や気分にも当然左右されるはずです。

なお、以上の心拍変動による自律神経活動のデータから、交感神経活動度の程度と〝心地よさ指数〟とは単純に比例しているものでもないようです。

(2) 脳神経の再生の可能性

以上、ダイナミックに脳神経機能を賦活する音楽運動療法中のデータを連続的に収集し、また、患者の表情や反応の変化をビデオで繰り返し注意深く観察し直してデータと対比してみることによって、この一連の音楽運動療法は、これまで再生不能とされてきた脳神経に対し、その再生を促すような不思議な力があるのだと実感するに至りました。

そこで、結論として表5－2（238頁）のようなことが考えられるのではないかと思っています。

◆表５－２／音楽運動療法による脳神経活性化の可能性

①外界刺激としての音楽演奏曲の音波の周波数およびリズミカルなトランポリン上下運動リズムの周波数が、生体における脳波の周波数と同調した時に、その活動電位の振幅が増幅され、脳神経細胞が活発化した可能性がある。

②生体自身の自然治癒力の面から考えると、一般に損傷を受けると、その場所の修復機序が高まる事実がある。

最高次司令塔である大脳皮質とその下部にある大脳辺縁系、視床、視床下部、および脳幹部などとの間には、一方が活性化すれば他方にも影響するという関係がある。

これらの事実から、本療法による心地よい快刺激でまずは硬直していた情動を揺さぶることから始まって、上記のメカニズムを好転させた可能性がある。

③損傷された脳神経細胞以外に、今まで活動していなかった神経細胞もなお多数あるはずで、総合的刺激は、これらの活動を促して新たに別回路の連絡網が構築され、刺激が伝達されるようになった可能性がある。

④トランポリン上下運動による新陳代謝の活発化、血のめぐりの改善に伴う呼吸のスムーズ化は酸素の取り込み供給を促進し、脳神経の活動をよりサポートする可能性がある。

もともと人体の臓器の多くは、何らかの理由によって一部の機能が低下したり、欠損したりした場合、別の場所や臓器がそれを代償するという柔軟性を持っており、再生しないとされる神経細胞においても、微々たるものとはいえそのことはあてはまると考えてよいと思います。これは、胎児脳細胞移植実験でも報告されているように、シナプス結合が失われた部分に、新たなシナプスを形成する現象が示され、何らかの刺激で損傷された神経回路が修復される可能性があるという研究成果もあるからです。また、倫理的な問題もありましょうが、1998年ピッツバーグにおいて、奇形癌に由来する神経細胞を特殊加工したものを、62歳の脳卒中発作で右片麻痺、全失語患者に細胞移植を行った結果、一部の機能が出てきたという報告例もあります。

以上のことからも、脳の神経細胞に損傷を受けた患者には、リハビリ訓練を通して損傷を免れた神経回路に新しい役割を担わせるようにすることが重要だといえます。つまり、使われていなかった神経細胞の軸索や樹状突起を成長させ伸びるようにして、新しい結合回路を構築させるのです。そのためには、何らかの連続的な刺激、特に快刺激となるものをあたえることが必要で、それによって、軸索から新しい側枝を成長させるような物質、おそらくある種の脳内ホルモンが産生されると考えられます。

このように、神経細胞が損傷されると、今までにはなかったバイパスをつくって、その必要な経路に信号を流すものと考えられますが、これはもとの経路が修復されるまでの間か、バイパスがそのまま継続するのかはわかりません。しかし、いずれにしろ臨床的に失った機能を回復する患者がいることは事実です。

また同時に、考えておくべきことは、言語野のある左脳が思考分析型で論理的部分を分担するのに対して、右脳がイメージ型で直観的判断機能が優先するとはいえ、そこが完全欠損していても刺激訓練を繰り返すことによって、本来なかった反対側の大脳半球の機能を、次第に獲得することができた例もみられます。実際に、利き腕の右手を失った人が、左腕を訓練することによって、右腕と同じような動作をすることが可能になった例はいくつもあります。

ただし、これには個人差も大きく影響することはいうまでもありません。ヒトの治療にはいわゆる精神的因子が大きく関与することはご承知のことと思います。今回の研究でも、患者一人一人で非常に違いが大きいことを感じています。ですから、ここに書いたことが、同様の患者すべてに当てはまるものではないこともお断りしておきます。これが感情を持つヒトそれぞれの個性であり、一般動物では得られないものなのです。

まだまだ医学上、わからないことがあまりにも多いこと、さらに一般に報道されていることもほんの一部にすぎないことを、読者のみなさんにはぜひ知っていただきたいと思います。

(3) 留意したいこと

以上述べた著者らの測定結果の検証は、今後まだまだ別の見方がされるかもしれません。しかし、この測定データの特徴の一つは、非常に困難な条件下での測定を患者さんの協力を得て、あえて行ったというところにあります。これまでのデータの出し方は、一般的には静止状態で、ある状態の前後のデータを比較検討することが多かったのに対し、この音楽運動療法における測定は、運動を伴う患者さんに対して、しかも秒間隔で連続的にデータを解析したという点に特徴があります。

もう一つ、これまで〝音楽療法〟といわれてきたものは〝こころの癒《いや》し〟を主な目的とし、心理治療的側面に重点をおいて効果をあげてきましたが、ここでいう〝音楽運動療法〟はこの静的なものとイメージのまったく異なるもので、逆に退化した脳機能を活性化するリハビリ的側面を強く打ち出した動的療法で、自律神経に〝アメとムチ〟をあたえるものです。ですから、あくまで覚醒させることを大きな目的とし、このような患者にとってはややハードかつダイナミックな動きを伴う療法であるというところに大きな違いがあります。音楽を受身で聴かせるだけでは、心理的な働きかけで終わってしまいます。ここでは患者自ら身体を動かして、退化した機能の回復をより積極的に獲得していく〝生体活性療法〟に音楽をうまく利用する点に注目していただきたいと思います。

「自律神経系は、何らかの刺激をあたえられたり、また逆に、ある一部分を一時的にブロックしてやると、それがきっかけとなって全身的規模で調整能が揺り動かされ、いわゆる自己の持つ自然治癒能を活発にする」ということを、著者（後藤）は以前から繰り返し医学誌に発表してきました。その意味で、この音楽運動療法も同じ理論に基づくものと著者は考えています。しかし、第４章でも述べましたが、機能を徐々に高めてゆくには刺激ばかりではよくないし、リラクゼーションだけでもよくないのです。適当な休息をとりながらの刺激が、臨床的に機能の向上に有効なのです。

本療法で取り入れているトランポリンは、脊髄を介し垂直方向に脳に向かうリズミカルで心地よい緩やかな刺激であり、これとリラクゼーション効果のある音楽とがあわされると、自律神経系全体の賦活活性化効果をより一層高めると考えられます。これは、人間が立位で歩くことによって脳を進化させてきたことと考えあわせると、よく理解していただけるのではないでしょうか。

ここで今一度、患者の身になって考えてみると、機能訓練として行われるリハビリの多くは、単調な動作や痛みの伴うことが多いほか、その効果も遅々としているうえ、一般的には当人には辛いものになりがちです。そのため、患者は焦ったり苛立ったり、また、機能障害があるために家族や親類・友人たちからも疎遠にされたりして、えてして孤独に苛まされて落ち込み、その結果、気力も喪失して回復が妨げられるという悪循環に陥るケースが多々あります。

私たちは手を動かす場合、ふだんはあまり意識をしていませんが、実はある目標を決めてから手を動かしています。たとえば、「物をつかむ」「ボタンを掛ける」「字を書く」「何か物をつくる」などは、大変高等な動作といえます。麻痺のために、これらの動作ができなかった場合、当人には大きな悩みになっているはずです。ですからそれができるようになったという喜びが感じられるようになればしめたものです。そのことが快感となり、自信となって次の行動に進んでいくからです。これは大脳皮質に包み覆われた内部のところで活動しはじめているのですが、こうなれば、うまく動いた時の筋肉や皮膚、視覚からの情報が多くの感覚神経を伝わって大脳前頭連合野へと次第につながるようになってゆくはずです。

意識障害があったとしても、〝うまく行動ができた〟という感覚・認識情報は、必ず脳内のあるところに伝わっています。そして、そのことが自信となり、音楽や上下運動によって快感が生じると、その情報伝達物質を介してまずは脳内の下部にある神経細胞活動が高まり、その情報は次第に最上位の大脳前頭野へ伝わります。そうなると、総合司令部の働きを持つ前頭連合野の各部は、プラス効果の働きを高めます。

つまり、「考える能力が高まった」とか、「うまくできた」とかいう過去の記憶や体験がすでにそこにあったとすると、それに照らしあわせて、さらにうまくできるようになります。すなわち、自然に「良循環」（結果が原因となり、原因が結果となることが次々とよい方向に回ってゆくこと）が形成され、いわゆる頭の回転が早まるわけです。これによって、機能の回復が促進されることになります。

この情報伝達物質は神経細胞から次の神経細胞へと情報を媒介している脳内ホルモンといわれる生理活性物質の一つで、ドーパミンであり、またエンドルフィンもその一つです。これが神経細胞末端で出て、つぎつぎいくつもの神経細胞に伝わり、そこで電気的な変化を起こして情報を運んだりストップさせたりしていきます。そのあらわれが脳の電気活動、つまり脳波（α 波）活動電位の変動です。これを利用して音楽運動療法中に高まったり鎮まったりすることをここに示しました。したがって、医療従事者や介助者は、意識障害者が、快感として感じるようないろいろなことを行うことが大切なわけです。この快感を得させるうえで、音楽は必要不可欠であることは、人類共通であるといえます。好きな音楽を聴いたり、それに気持ちを集中させたりすると、心地よい気分になるほか、家族や友人などが一緒になって音楽運動療法を実行すれば、その効果はさらに大きくなることが期待できます。何といっても、家族の協力と励ましの言葉が、この療法には不可欠だと感じています。

ただし、音楽運動療法に将来的な問題点があるとすれば、この療法の十分な医学的知識を持たないで、いきなり在宅で実施される危険性があるということです。また、いまだ実施指導者も限られるなかで、医療費が正式に認められていない現状では、実施できる施設（病院）もかぎられていることです。そのためリハビリ療法に理解を持つ音楽運動療法士のような専門療法士や介護療法士、理解のあるスーパーバイザー（医師）など多くのボランティア的協力が現時点ではどうしても必要になってくるということでしょう。

これは、21世紀に向けて今後考慮していくべき点だと思いますが、本書が、長期リハビリを要するこのような患者とその周辺の方々にとって朗報になれば幸いに思います。

なお、野田式音楽運動療法に関しては、何度か各テレビ局を通じて紹介され、ここに記述した医学的解析に関してもNHKによって取材放映されました（平成10年10月2日「ニュース11」、平成11年2月17日「中部ナビゲーション」、およびBS2にて）。

■参考文献

＊福原武彦、入来正躬訳『生理学アトラス』文光堂　1985

＊中野昭一編『図解生理学』医学書院　1993

＊後藤幸生『心拍変動波解析による自律神経機能のレーダーチャート式バランス評価法の応用拡大』文部省科学研究費補助金（基盤研究C）、研究成果報告書　1999

＊後藤幸生、半田裕二、野田燎『意識障害患者に対する〝音楽運動療法〟とその脳活動電位・自律神経機能－正常者の心地よさの体験と1/fゆらぎを参考に－』蘇生　18:41-48,1999

＊後藤幸生、半田裕二、江口広毅、野田燎『音楽運動療法による脳・自律神経機能活性化』日本医事新報　No.3907：33-36、1999

＊後藤幸生『自律神経系バランス／ひずみ、その賦活刺激鍛錬／バランス調整療法』　臨床麻酔　23(5):797-808、1999

＊安田善一、竹内健二、後藤幸生他『脳損傷患者の心拍変動スペクトル解析と

その予後についての検討』蘇生　16:19-23,1997
＊武者利光、高倉公明、池辺潤編著『ゆらぎの医学』秀潤社　1985
＊大橋力、仁科エミ、不破本義孝他『ハイパーソニック・エフェクトについて』信学技報　96:29-34,1997
＊緒方茂樹『音楽鑑賞時の脳波変動』脳波と筋電図　17:20-28,1989
＊片山容一、越永守道『脳損傷後の脳細胞移植による神経回路再建』臨麻誌　18:423-429,1998
＊後藤幸生『音楽運動療法による遷延性意識障害の甦生リハビリ』脳と循環　5(4):331-337,2000
＊後藤幸生、野田　燎、藤原倫行『音楽と運動リハビリ時の脳循環……近赤外線トポグラフィによる大脳局所機能マッピングから―』脳と循環　54:351-362,2000
＊後藤幸生、野田　燎、川原勝彦、藤原倫行『二次元光画像（光トポグラフィ）でみる音楽運動療法』
(1)―正常人の脳循環反応―　日本医事新報　No.4006:33-36,2001.2.3
＊後藤幸生、野田　燎、川原勝彦、藤原倫行『二次元光画像（光トポグラフィ）でみる音楽運動療法』
(2)―意識障害患者の脳循環反応―　日本医事新報　No.4007:33-36,2001.2.10
＊ Sawada Y, Ohtomo N, Tanaka Y et al : New technique for time series analysis combining the maximum entropy method and non-linear least squares method ; its value in heart rate variability analysis. Med Biol Eng Comput 35:318-322,1997
＊ Pomeranz B, Macaulay RJ, Caudill MA et al. Assessment of autonomic function in humans by heart rate spectral analysis. Am J Physiol.248:H151-153,1985
＊ Pagani M, Lombardi F, Guzzetti S et al.: Power spectral analysis of heart rate and arterial pressure variabilities as a marker of sympathovagal interaction in man and concious dog. Circ Res 59:178-193,1986
＊ Kobayashi M, Musha T :1/f fluctuation of heart beat period.IEEE Trans Biomed Eng 29:456-457,1982
＊ Saul JP,Albrecht P, Berger RD et al. Analysis of long term heart rate variability ; methods, 1/f scaling and implications. In Computers in Cardiology. Washington D.C.: IEEE Computer ociety Press.1987.p419-422.
＊ Kondziolka,D et al. Medical Tribune 1998.9.17

あとがき

人間は、地球環境のなかにあって生物の一員として自然界の一定のサイクルとリズムのもとで生活しています。また、一個体のなかにおいても各臓器は一定のリズムで、持って生まれた遺伝子設計のもとに決められた一生をまっとうすべく生命活動を営んでいます。ところが、予期しない突然の病気や傷害によって、健康寿命を余儀なく中断させられることがあります。しかし多くの場合、適切な薬を処方してもらうことによって健康を取り戻すことができますが、脳神経に障害を受けると、常識では回復が不可能な状態に陥ります。残念なことに、現状では確たる薬はありません。

このような脳神経障害を来たした人たちにとって、この〝音楽運動療法〟は、人間として最も大切な一定リズムを取り戻させるいわば薬になりうるものといえます。それは、寝たきりになりがちなこのような患者に、一定のリズムと快刺激をあたえ、しかも、介助者のもと、坐ったままでも歩行訓練と同じようなリハビリができるからです。私はこれを〝甦生リハビリ法〟と呼んでいますが、ある患者にとっては真に一種の〝蘇生〟といえるような劇的な場合もあります。
「蘇生」という漢字は、「心肺脳」蘇生というように、極限の急性ソセイがイメージされやすいようです。そこで、この音楽運動療法の場合のように、その対象が慢性脳神経障害からの回復ソセイないし活性化なので、「甦生」を用いました。

特に、この療法での音楽演奏は、患者の動きや表情にあわせて行うものですから、患者は知らず知らずのうちに自然にリズム感を会得するという不思議な力を持っています。つまり、音楽運動療法は、特別に高価な医療機器も使わなくてもでき、そのうえ、苦痛が伴いやすいリハビリを楽しいものに変えるという特性も持っています。言葉を換えれば、能動的かつ積極的な「総合的・自然治癒力誘発リハビリ療法」ということができ、これは、どんな薬にもまさる療法といえます。

こころに響く音楽演奏のもと、患者の微妙な表情の変化とともに、リズムに乗ってトランポリンを押す家族の皆さんの明るい表情と雰囲気、これらはとても筆舌では言い表しがたく、現場に立ち会っていても正確にはお伝えできないくらいのものです。

したがって、この音楽運動療法は、先にあげた患者のほかにも、脳神経外科や蘇生医療面での後遺症、すなわち各種の意識障害者に対して、今後はもっと広く普及してほしい一つの治療方法であると考えています。

長らく医学の道を歩んできた一人として、芸術家野田氏とめぐりあい、共同研究の機会を得、またそれぞれの立場でこの書を共同で著すことになった経緯はプロローグでも紹介されていますが、主として大学で医学医療に携わってきた者として過去を振り返ってみると、医学は、この20世紀後半においてつぎつぎと高度に専門分化の一途をたどってきたように思えます（これは何も医学医療だけではなく、科学全般にいえることですが……）。

これを本書で解説した脳の発達にたとえれば、大脳が肥大し、そのなかの専門的分野が細かく細分化されたようなもので、それはそれで世の中に貢献できる高等な仕事がなされたのは事実ですが、あまりにも急速に発達したため、お互いの分野のネットワークが必ずしもスムーズにコミュニケートされなくなった感があり、同業者といえどもお互いの分野のことは知らない状態が生じています。

そして人間の人間たる所以、〝こころ〟〝感情〟の中枢（大脳辺縁系など）、また生きていくための生命機能の中枢（脳幹など）などといった大脳に包み込まれ、隠された部分とのお互いのフィードバックがはたして十分だったのだろうかと反省させられます。専門家はその道に入るとどうしても人間を全体として総合してみる目に欠けてしまう嫌いがあるといわざるをえません。

今まで治療不可能と教えられてきたことも、医学医療の「かや」の外からみれば、何らかのヒントになることがあるかもしれない。もしそれがみつかれば、医学的に証明さえすれば医療で受け入れられる治療法につながるはずだと日頃考えていました。

1996年に当時奉職していた福井において、日本蘇生学会第15回大会を主催する機会に恵まれ、これが日頃考えていたこと、つまり「医学界の外から見る目」を取り入れるきっかけとなりました。それは各領域の専門医学者と、医療に関心を持つ芸術家（音楽家）を交えてのヒトの脳・

自律神経に関するシンポジウムを企画できたことです。これに私が注目していた今回の共著者（野田）に参加をお願いしたことです。以後共同研究仲間として親しく交誼を続け、一部成果を発表することができるまでになりました。

21世紀は、「脳の世紀」ともいわれ、また遺伝子医学とともに、再生医学も発展するだろうといわれています。新千年紀の初めに本書が出版されるにあたり、この〝芸術と科学の出会い〟を大切に、この領域のさらなる進歩・発展を願わずにはいられません。

本書出版にあたり、大修館書店編集部の綾部健三氏には原稿の推敲作業を担当していただき、並々ならぬお骨折りをいただきました。ここに深く感謝申し上げます。

終わりに病歴その他データ収集とその公表を許可いただいた患者家族の皆さん、および主治医の半田裕二先生（福井医科大学）、前田行雄先生(石切生喜病院)、並びに同施設で本治療法実施ごとに関係していただいた数多くの方々、および名古屋共立病院とその関連施設ならびに愛知医科大学病院でのご支援、ご協力に対し、こころより御礼申し上げます。

また本研究は文部省科学研究補助金の一部、および厚生省循環器病研究委託費（11公-３）で行われたことを付記し、感謝の意を表します。

2000年２月23日

後藤幸生

［著者紹介］

野《の》田《だ》　燎《りよう》（大阪芸術大学教授、作曲家、サクソフォン奏者、音楽運動療法家、医学博士）

1948年生まれ。1972年大阪音楽大学音楽学部卒業後、アメリカ・ノースウエスタン大学院及びフランスのボルドー音楽院にて作曲、サクソフォンを学ぶ。フランス政府公認の作曲家、演奏家資格を取得後、パリを本拠に現代音楽のソリストとして活躍。パリ近代美術館で発表の現代能「清経」がル・モンド紙、ニューヨークタイムズ紙に絶賛。1986年帰国後、30年来、研究してきた音楽運動療法のメソードを完成させ、自閉症や脳障害児、意識障害、高次脳機能障害、パーキンソン病患者を対象に各地で実践。ボルドー市名誉サクソフォン賞、フランス作曲家協会賞、大阪文化祭金賞などを受賞。日本意識障害学会理事、意識障害を考える会世話人。野田音楽運動療法研究所所長。

著書：『芸術と科学の出合い』（医学書院）、CD：『心を癒すサクソフォーンの調べ』（ビクター）

後《ご》藤《とう》幸《ゆき》生《お》（福井医科大学（現・福井大学）名誉教授、愛知医科大学客員教授、名古屋市立大学非常勤講師、国際医学技術専門学校非常勤講師、産業医科大学非常勤講師、日本麻酔学会・日本蘇生学各認定指導医、医学博士）

1934年生まれ。京都府立医科大学卒業後、同大学第二外科副手、麻酔科助手などを経て、1966年名古屋市立大学麻酔学助教授。1975〜76年、米国アルバート・アインシュタイン大学留学。1982年福井医科大学麻酔蘇生学教授（集中治療部長）。日本麻酔学会、日本蘇生学会等の理事評議委員を歴任、1999年定年退官。

主な著書：『プラクチカル医学略語辞典』（南山堂）、『エアロゾル吸入療法』（南江堂）ほか

脳《のう》は甦《よみがえ》る——音楽運動療法《おんがくうんどうりようほう》による甦生《そせい》リハビリ

© Ryo Noda & Yukio Goto, 2000

NDC 493 ／ 247p ／ 19cm

初版第1刷発行　2000年4月5日
　第4刷発行　2009年9月1日

著者———野《の》田《だ》　燎《りよう》　後《ご》藤《とう》幸《ゆき》生《お》
発行者———鈴木一行
発行所———株式会社大修館書店

〒101-8466 東京都千代田区神田錦町 3-24
電話 03-3295-6231（販売部）　03-3294-2358（編集部）
振替 00190-7-40504
［出版情報］http://www.taishukan.co.jp/

装丁者———平　昌司　　本文レイアウト———荻原　健
印刷所———三松堂印刷
製本所———ブロケード

ISBN 978-4-469-26439-5　Printed in Japan

Ⓡ本書の全部または一部を無断で複写複製（コピー）することは，
著作権法上での例外を除き禁じられています。